Wolfgang Prinz
(Hrsg.)

Politzirkus

Bissige Aussprüche
und Zitate
von Politikern
und über sie

By Wolfgang Prinz, Reichenbach/Vogtl., 2009
Herstellung und Verlag: Books on Demand GmbH, Norderstedt
Umschlaggestaltung: Thomas Trauf – www.ttarts.de

ISBN 978-3-8391-9211-5

Politik

Vom verkommenen Teil unserer kriminellen
Schichten bevorzugter Lebensunterhalt.

Interessenkonflikt, maskiert als
Prinzipienstreit.

Die Leitung öffentlicher Angelegenheiten
zu privatem Vorteil.

Ambrose Bierce

Für viele Menschen die Anwendung sprach-
gewandter Hypnose unzähliger grauer Mäuse.

Daniel E.M. Mandelbaum

Inhalt

Vor-Worte

Politik ist die Gesamtheit der Theaterreden, die ein paar Gaukler halten, welche uns glauben machen wollen, dass sie klar sehen.

Michel Serres

Politisches Theater:
Auf einen Darsteller
zehn Souffleure.

Wieslaw Bradzinski

Shakespeare hatte Recht, wenn er sagte, die Welt ist eine Bühne und wir sind die Schauspieler. Fokussiert man unsere Politik in die Ebene der Poetik, so könnte man Shakespeares Spruch modifizieren und meinen, die Politik ist ein Kasperltheater, die Politiker exzellente Schauspieler und „Lieschen Müller", also wir, die Zuschauer, das „Fußvolk", das das ganze Theater finanziert und zum größten Teil all die Märchen glaubt.

Johann Kostalek

Gipfeldiplomatie gilt unter Bewunderern anspruchsvoller Schauspielkunst im Allgemeinen als Königsdisziplin des darstellenden Polit-Gewerbes. Bei kaum einer anderen Gelegenheit wird das Publikum so formvollendet getäuscht über die wahren Absichten und Interessen der handelnden Personen wie bei dieser Form der öffentlichen Inszenierung.

Der Spiegel, 9/2006

5

Ein Politiker ist ein Akrobat. Er hält das Gleichgewicht dadurch, dass er das Gegenteil davon sagt, was er tut.

Der Spiegel, 9/2007

Eigentlich ist sie (Angela Merkel) ja für die Atomkraft, für eine Verlängerung der Laufzeiten sowieso, aber dennoch muss sie im Kreise der Atomkraftbefürworter für den deutschen Atomausstieg argumentieren.

Stephan Lorenz

Es ist nicht gut bestellt um die einst stolze Volkspartei der Bürgerlichen.
Wie ein verwirrter Zirkuselefant, der seinen Kopf in monotonen Bewegungen mal links, mal recht gegen die Gitterstäbe schlägt, steht die CDU vor ihrem Publikum.
Die Dompteurin Angela Merkel hat ihre Partei einmal im Kreise geführt.

Der Spiegel, 26/2006

... geht es in der Berliner Zirkusarena zu wie in einer misslungenen Jongleursnummer. Immer mehr Bälle werden immer höher in die Luft geworfen, doch weil den Artisten die bunten Kugeln gleich reihenweise aus den Händen purzeln, wendet sich ein immer größerer Teil des Publikums kopfschüttelnd ab. „Chaotik" bescheinigt die „Süddeutsche Zeitung" der Regierung...
Ausgerechnet die Zirkusdirektorin hat es bislang vermieden, persönlich in das Durcheinander der Manege einzugreifen. Noch im Wahlkampf hatte Angela Merkel versprochen, bei der Gesundheitsreform eine „Politik aus einem Guss" vorzulegen, doch nun wird die Kanzlerin im pastellfarbenen Blazer auf den Ehrentribünen der WM-Stadien gefilmt...

Der Spiegel, 26/2006

Wenn sich unsere Politiker zunehmend als Komiker und Medienclowns profilieren, dann werden die Komiker bald den Spieß umdrehen und selbst Politik machen.

Bruno Mellinger

Das Kabarett von morgen wird eine Art satirischer Nachhilfeunterricht in Politik sein.

Dieter Hildebrandt, Kabarettist

Deutschland, Deutschland über alles...

Der bedeutendste Deutsche
778984 Zuschauer haben für Konrad Adenauer gestimmt. Er landete
vor Bach, Goethe, Luther, Einstein, Marx, Bismarck und Brandt.

Dieter Hildebrandt

Die zwei meistgenannten deutschen Helden sind Michael Schumacher
auf Platz eins und auf Platz zwei Alice Schwarzer.

Focus 41/2007

Leute wie der „Kaiser" Beckenbauer oder der Mann mit den Gummi-
bärchen, ich habe seinen Namen vergessen. Das sind in der Realität
offenbar die Leitfiguren.

Günther Grass, Schriftsteller

Hipp, Underberg, Haribo, Schwartau, Nivea, das ist Deutschland.

Anonym

Die Deutschen sind ein fantasiebegabtes Volk. Sie feiern am 3. Oktober
etwas, dass es definitiv nicht gibt: die Deutsche Einheit.

Alfred Dorfer, Wiener Kabarettist

Der alte Fritz, der kategorische Imperativ und das Exerzierreglement,
das macht uns keiner nach! Das und die Klassiker, damit hammer's
geschafft in der Welt.

Carl Zuckmayer, (1896-1977), Schriftsteller

Wir sind immer vorn, und wenn wir hinten sind, ist hinten vorn.

Anonym

Es ist schlimm, in einem Land zu leben, in dem es keinen Humor gibt. Aber noch schlimmer ist es, in einem Land zu leben, in dem man Humor braucht.

Bertolt Brecht, (1898-1977), Schriftsteller

Im Gegensatz zur Satire sind der Dummheit in Deutschland keine Grenzen gesetzt.

Dieter Hildebrandt

Wäre ich der jetzigen Schulbildung in die Hände gefallen, so wäre ich leiblich und geistig zu Grunde gegangen...
In Deutschland gehören netto zwei Jahrhunderte dazu, eine Dummheit abzuschaffen; nämlich eins, um sie einzusehen, das andere aber, um sie zu beseitigen.

Alexander von Humboldt, (1781-1858), Naturforscher

Die wichtigste Redensart der Deutschen heißt: Spaß beiseite.

Sudhir Kakr, Indischer Psychoanalytiker

Das lustigste deutsche Wort ist Gummiknüppel.

Rowan Atkinson

Schadenfreude ist ein typisch deutsches Wort – für mich die mieseste Äußerung des Humors.

Loriot, Cartoonist, Schriftsteller

Der Scharfsinn war nie ein Nationalbesitz der Teutonen.

Housten Steward Chamberlain, (1855-1927), Schriftsteller

Weit darf man nicht ins deutsche Publikum hineinhorchen, wenn man den Mut zu arbeiten behalten will.

Johann Wolfgang von Goethe, (1749-1832), über seine Leser

Der eigentliche Fehler der Deutschen ist, dass sie, was vor ihren Füßen liegt, in den Wolken suchen.

Arthur Schopenhauer, (1788-1860), Philosoph

Die Deutschen sind sicherlich das einzige Volk auf Erden, das ein schlechtes Gewissen mehr genießt als eine schöne Frau.

Peter Zatek, Schauspieler

Das deutsche Schicksal: vor einem Schalter stehen.
Das deutsche Ideal: hinter einem Schalter zu sitzen.

Kurt Tucholsky, (1890-1935), Schriftsteller

Ein Mann muss Sorgen haben und ein deutscher Mann besonders.

Curt Goetz

In Deutschland bilden zwei einen Verein. Stirbt der eine, so erhebt sich der andere zum Zeichen der Trauer von seinem Platz.

Karl Kraus, (1874-1936), Österr. Schriftsteller

Sag, ist noch ein Land außer Deutschland, wo man die Nase eher rümpfen lernt als putzen?

Georg Christoph Lichtenberg, (1742-1799), Physiker und Schriftsteller

Nie geraten die Deutschen so außer sich, wie wenn sie zu sich kommen wollen.

Kurt Tucholsky

Die Pickelhaube ist gebildeter als der Kosak; aber der lebt nicht so weit von Dostojewski wie sie von Goethe.

Karl Kraus

Deutschland, wo die Kräftigen ohne Geist und die Geistigen ohne Kraft sind.

Franz Grillparzer, (1791-1872), Österr. Dichter

In Deutschland geht es um die Sache! Wir könne keine Zeit damit verschwenden, um was für eine Sache es sich jeweils handelt.

Hans Kasper

Ein guter Mensch zu sein gilt hierzulande
als Dummheit, wenn nicht gar als Schande.

Erich Kästner, (1899-1974), Schriftsteller

Die deutsche Sprache ist die tiefste, die deutsche Rede die seichteste.

Karl Kraus

Nichts kann man den Deutschen leichter geben als gesammelte Aufsätze von vor einigen Jahren her – sie haben alles vergessen und halten alles für neu.

Jean Paul, (1763-1825), Schriftsteller

Die Deutschen sitzen an der Tafel der Kultur, bei der Prahlhans Küchenmeister ist.

Karl Kraus

Aus dem Land der Dichter und Denker ist ein Land der Deppen geworden.

Anonym

Ich kann beweisen, dass es doch das Land der Dichter und Denker ist. Ich besitze einen Band Klosettpapier, der in Berlin verlegt ist und der auf jedem Blatt ein zur Situation passendes Zitat aus einem Klassiker enthält.

Karl Kraus

Wenn der Deutsche hinfällt, steht er nicht auf, sondern sieht sich um, wer schadenersatzpflichtig ist.
Oh, stünde er doch auf!

Kurt Tucholsky

Erklimmt die deutsche Tüchtigkeit einen Berg, nimmt sie soviel Anlauf, dass sie gleich auf der anderen Seite den Abhang wieder runterpurzelt.

Hans Kasper

Wenn es typisch deutsch läuft, das heißt ein bisschen doof, dann schließen wir den letzten Schacht genau dann, wenn der Kohlepreis oben ist.

Werner Müller, Ex-Wirtschaftsminister

Es ist eine alte deutsche Krankheit, dass man mit dem Hinweis auf das Beste von morgen das Gute von heute nicht tut, und das Schlechte von gestern bleibt.

Klaus Töpfer, Umweltexperte

Die Engländer haben das Öl, die Franzosen die Kernkraft und die Deutschen die Diskussion.

Lothar Spät, Ex-Ministerpräsident

Immerwährender Kalender
Sonntag: Deutschland pflegt sich – Wohl zu besinnen.
Montag: Deutschland regt sich – Was wird's beginnen?
Dienstag: Deutschland trägt sich – Mit großen Gedanken.
Mittwoch: Deutschland bewegt sich – In gesetzlichen Schranken.
Donnerstag: Deutschland frägt sich – Ob's endlich soll?
Freitag: Deutschland schlägt sich – Schlägt sich wie toll!
Sonnabend: Deutschland legt sich – Zu Protokoll!

Georg Herwegh, (1817-1875), Schriftsteller

In Deutschland arbeiten die Arbeiter, damit die Angestellten etwas zu schreiben haben.

Kurt Tucholsky

Nur noch 39 Prozent der Deutschen leben von ihrer Hände Arbeit. Aber die Zahl ist geschönt, denn da werden Manager und Politiker mitgezählt.

Wolfgang Mocker, Journalist

Wir haben den Transrapid im Emsland im Kreis fahren lassen. Und dann entdeckte China, dass man damit auch geradeaus fahren kann.

Franz Müntefering, SPD-Vorsitzender

Als deutscher Tourist im Ausland steht man vor der Frage, ob man sich anständig benehmen muss oder ob schon deutsche Touristen dagewesen sind.

Kurt Tucholsky

Die Eliten in Deutschland nehmen ständig den Mund zu voll, wenn sie von Jahrhundertwerten bei Reformen reden. Wer jedoch ständig vom Durchbruch spricht, gehört gar nicht zur Elite, sondern ist ein Idiot.

Roman Herzog, Alt-Bundespräsident

Vor der Wahl saßen rot-grüne Melker an der Kuh „Deutschland", jetzt sitzen rot-schwarze Melker an der Kuh und versuchen, noch mehr Milch herauszuholen. Die Kuh ist ihnen hilflos ausgeliefert und wird wohl so lange gemolken, bis sie tot umkippt. Eine Pflege der Kuh ist nicht erkennbar.

Uwe von Faltin nach der Bundestagswahl 2005

Der Steuerspartrieb ist in Deutschland stärker ausgeprägt als der Sexualtrieb.

Barbara Hendricks

Deutschland ist das einzige Land, wo Mangel an politischer Befähigung den Weg zu den höchsten Ehrenämtern sichert.

Carl von Ossietzky, (1889-1938), Publizist

In Deutschland, von der Mitte aus betrachtet, herrschen nun oben die Heuschrecken und unten die Sozialschmarotzer.

Anonym

In Deutschland gehen die Leute wahrscheinlich erst dann auf die Barrikaden, wenn Barrikaden im Baumarkt als Schnäppchen angeboten werden.

Wolfgang Mocker

Die Revolutionäre werden gebeten, den Rasen nicht zu betreten.

Günter Grass

Selbst im Falle einer Revolution würden die Deutschen sich nur Steuerfreiheit, nie Gedankenfreiheit zu erkämpfen suchen.

Friedrich Hebbel, (1813-1863), Dichter

Man macht aus deutschen Eichen
keine Galgen für die Reichen.

Heinrich Heine, (1797-1856), Dichter

In Deutschland gilt derjenige, der auf den Schmutz hinweist, für viel gefährlicher als derjenige, der den Schmutz macht.

Kurt Tucholsky

Das ist der größte Vorwurf an die Deutschen: Dass sie trotz ihrer Intelligenz und trotz ihres Mutes immer die Macht anhimmeln.

Winston Churchill, (1874-1965), Brit. Politiker

Wenn ein Volk keine Stimme mehr hat, merkt man das sogar beim Singen der Nationalhymne.

Stanislaw Jerzy Lec, (1909-1966),Poln. Aphoristiker

Es sollte uns nachdenklich machen, dass im Deutschen einen anführen soviel heißt wie einen betrügen.

Georg Christoph Lichtenberg

In Deutschland hat man das größte Unheil mit „Heil"–Rufen heraufbeschworen.

Axel Springer, (1912-1985), Verleger

Die Sicherheit in Deutschland wird auch am Hindukusch verteidigt, verkündete Ex-Verteidigungsminister Peter Struck.
Nanu: Reicht das „Großdeutsche Reich" schon wieder so weit?

Eric Wolf

Wir Teutonen sind nun mal daran gewöhnt, eher einander die Schädel
als einen vernünftigen Weg einzuschlagen.

Werner Finck, (1902-1978), Kabarettist

Weder an der Weltmacht SPD, noch am deutschen Außenminister,
noch an einer deutschen Kanzlerin wird das Wesen der Welt genesen.

Frank-Walter Steinmeier, SPD, Außenminister

Ohne Rücksicht auf wirtschaftliche Verluste leben die Deutschen immer länger und werden älter, als für die Wirtschaft gut ist.

Ernst Röhl

Ansonsten steht nach wie vor der Satz: die Vergreisung der Republik
fördert die innere Sicherheit.

*Christian Pfeiffer, Direktor des Kriminologischen
Forschungsinstitutes Niedersachsens*

Politik

Politik ist

- der Versuch, einem Esel klarzumachen, dass er keiner ist.

Thomas Niederreuther

- ein Wettrennen trojanischer Pferde.

Stanislaw Jerzy Lec

- das Paradies zungenfertiger Schwätzer.

George Bernhard Shaw, (1856-1950), Irischer Schriftsteller

- die Wahl zwischen dem Unheilvollen und dem Ungenießbaren.

John Kenneth Galbraith

- die Sphäre, in der sich die Menschen aus Konkurrenz um
  Entbehrlichkeiten gegenseitig die Köpfe einschlagen.

Peter Sloterdijk, Philosoph, Schriftsteller

- in einer Demokratie eine Aufeinanderfolge von Wahlkämpfen und
  Ruhepausen. Die Ruhepausen heißen Legislaturperioden.

Helmar Nahr

- so beschaffen, dass faule Früchte nur dann vom Baum fallen,
  wenn darunter ein Korb steht, um sie aufzufangen.

Hans Habe, (1911-1977), Publizist, Schriftsteller

Mache deine Gegner zuerst gründlich schlecht.

Politischer Grundsatz der alten Römer

Die ganze Kunst der Politik besteht darin, sich der Zeitumstände richtig zu bedienen.

Ludwig IV., der Bayer, (1281-1347)

Um sein Ziel zu erreichen, zitiert selbst der Teufel aus der Bibel.

William Shakespeare, (1564-1616), Engl. Dramatiker und Dichter

Politik ist die Kunst, mit allen geeigneten Mitteln stets den eigenen Interessen gemäß zu handeln.

Friedrich der Große, (1712-1786)

Unwandelbarkeit in der Politik ist nur ein anderer Ausdruck für Mangel an Verstand.

Charles Maurice Talleyrand, (1754-1838), Franz. Staatsmann

Unser ganzer Gesellschaftszustand, der sich wunder wie hoch dünkt, ist mehr oder weniger Barbarei.

Theodor Fontane, (1819-1898), Schriftsteller

Ich hasse alle Pfuscherei wie die Sünde, besonders aber die Pfuscherei in Staatsangelegenheiten, woraus für Tausende und Millionen nichts als Unheil hervorgeht.

Johann Wolfgang von Goethe

Die Scheu vor der Verantwortung ist die Krankheit unserer Zeit.

Otto von Bismarck, (1815-1898), Staatsmann

Mit der Politik des kleinen Übels sind sechstausend Jahre die größten Übel gemacht worden.

Lore Lorenz

Die Politik ist angeblich das zweitälteste Gewerbe. Es ist mir klargeworden, dass es eine sehr große Ähnlichkeit mit dem ältesten Gewerbe besitzt.

Ronald Reagan, 40. Präs. der USA

Unter Politik verstehen manche Leute die Kunst, Brände zu löschen, die sie selbst gelegt haben.

Lawrence Durrell, (1912-1990), Engl. Schriftsteller

Politik kann man in diesem Lande definieren als die Durchsetzung wirtschaftlicher Zwecke mit Hilfe der Gesetzgebung.

Kurt Tucholsky

Der König sagte zum Priester:
Halte du sie dumm,
ich halte sie arm.

Verfasser unbekannt

Wenn Räuber nicht mehr in Höhlen wohnen, machen sie mehr Beute.

Eric Wolf

Irren ist menschlich. Jemand anderen zu beschuldigen, ist Politik.

Hubert H. Humphrey, (1911-1978), Amerik. Politiker

Eine christliche Politik gibt es so wenig wie eine christliche Schuhmacherei.

Manfred Hausmann, (1898-1986), Schriftsteller

Politik ist ein Balanceakt zwischen den Leuten, die hinein wollen, und denen, die nicht heraus wollen.

Jacques Benigne Bossuet, (1627-1704), Frz. Theologe

Tragisch ist, dass die Politik aus interessanten Menschen, die vielseitige Begabungen und Interessen hatten, Funktionsträger macht, die nur noch dafür arbeiten, im politischen Daseinskampf zu überleben.

Joachim Bauer, Psychosomatik-Professor

Kalkulierter Gedächtnisverlust ist in der Politik ein Überlebensmittel.

Hans Maier, Politikwissenschaftler

Wenn du in der Politik erfolgreich sein willst, musst du dein Gewissen gut unter Kontrolle haben.

David Lloyd George

Den größten Vorsprung erringt, wer den anderen ein Bein stellt.

Benjamin Disraeli, (1804-1881), Brit. Politiker und Schriftsteller

Säge stets nur Äste ab, auf denen andere sitzen.

Finnisches Sprichwort

Zur Politik gehört auch die Gabe, selbst zu jammern, wenn man anderen auf die Füße tritt.

Henri Tisot

Mit fremdem Arsch ist gut durch Feuer reiten.

Martin Luther, (1483-1546), Reformator

Die Regeln der Politik sind männlich: Wir tagen so lange, bis einer umfällt. Und dann gehen wir noch ein Bier trinken. Und wir brauchen auch keinen Schlaf. Zu diesen Ritualen passen keine Kinder.

Andrea Ypsilanti, Hessens Ex-SPD-Chefin über ihre Doppelrolle
als Mutter und Politikerin

Beim Fußball kriegen gute Spieler Manndeckung. In der Politik ist das manchmal nicht anders.

Horst Seehofer, CSU-Chef

Wer andern keine Grube gräbt, fällt selbst hinein.

Karl Kraus

In der Politik ist es wie beim Pferderennen. Ein guter Jockey weiß sich beim Fallen so wenig wie möglich zu verletzen.

Edouard Herriot, (1872-1957), Frz. Politiker

Schont die Sockel, wenn ihr Denkmäler stürzt. Sie können noch gebraucht werden.

Stanislaw Jerzy Lec

Wenn wir selbst nicht weiter wissen, sollten wir anderen Rat erteilen.

Robert Neumann, (1897-1975), Österr. Schriftsteller

Scheinheiligkeit wird zunehmend zur salonfähigen Untugend in Politik und Wirtschaft.

Thomas Kuhlbrodt

Es kommt darauf an, zu denen zu gehören, die bestimmen, was gut und was böse ist.

Martin Walser, Schriftsteller

Nicht die Tat zählt, sondern der Einfluss.

Bertolt Brecht

Ich habe die Erfahrung gemacht, dass die Lobby einen größeren Einfluss als die Politik hat.

Angela Merkel, CDU-Vorsitzende, Bundeskanzlerin

Die Politik kann sehr viel weniger, als sie vorgibt zu tun.

Thomas de Maiziere, Kanzleramtsminister

Erfolg besteht darin, von Misserfolg zu Misserfolg zu schreiten, ohne die Begeisterung zu verlieren.

Winston Churchill

Es geht aufwärts, sprach der Spatz,
als ihn die Katze die Treppe hinauftrug.

Anonym

Das Tolle an der Politik ist, dass alles möglich ist, aber auch das Gegenteil von allem.

Günther Beckstein, CSU

Das Moderne an der Politik ist die Differenz zwischen der Mittelmäßigkeit der Akteure und ihrem Aktionsradius.

Heiner Müller, (1929-1995), Schriftsteller

Die Lage ist klar, aber unübersichtlich.

Peter Ramsauer, CSU

In der Politik

- muss man nicht nach Möglichkeiten suchen, sondern die sich bietenden nutzen.

La Rochefoucauld, (1613-1680), Frz. Schriftsteller

- darf man nicht versuchen, mit dem Kinn eine Faust k.o. zu schlagen.

Olof Palme, (1927-1986), Schwed. Politiker

- musst du lernen, dass sich Hühnerkacke über Nacht in Hühnersalat verwandeln kann.

Lyndon B. Johnson, (1908-1973), 36. Präsident der USA

- wird Ratlosigkeit oft mit Geduld verwechselt.

Roger Peyrefitte, Frz. Schriftsteller

- ist es manchmal wie in der Grammatik: ein Fehler, den alle begehen, wird schließlich als Regel anerkannt.

André Malraux, (1901-1976), Frz. Schriftsteller

- bleibt nichts geheim – mit Ausnahme dessen, was öffentlich gesagt wird.

Dean Rusk, (1909-1994), Amerik. Politiker

- ist es wie in der Elektrizität: Wo es Kontakte gibt, gibt es auch Spannungen.

Pierre Mendes-France, (1907-1982), Frz. Politiker

- passiert nichts zufällig. Wenn es doch passiert, war es so geplant.

Franklin D. Roosevelt, (1882-1945), 32. Präsident der USA

- müsste gelten, was in der Medizin gilt: Wer nicht aufklärt, haftet.

Jürgen Borchert

- sitzen viele, die eigentlich sitzen müssten.

Klaus Klages

Man riskiert Ekel, sähe man, wie Politik, Gerechtigkeit und das eigene Abendbrot zustande kommen.

Nicolas Sebastian Roch Chamfort, (1741-1794), Frz. Schriftsteller

Als Beruf ist Politik für Herzlose und Unverantwortliche, Religion für Arme im Geiste und für Heuchler wie geschaffen.

Arthur Schnitzler, (1862-1931), Österr. Schriftsteller

Wer in die Politik geht, darf doch nicht wirklich hoffen wollen, everybody's darling zu werden. Everybody's darling ist everybody's Arschloch.

Wolfgang Thierse, SPD

80% der Bevölkerung sehen die Politik oder sehen auch Politiker auf dem Imageniveau eines Gebrauchtwarenhändlers.

Ferdi Breitbach

Wahrhaftigkeit und Politik wohnen selten unter einem Dach.

Stephan Zweig, (1881-1942), Österr. Schriftsteller

Schweine fühlen sich im Dreck am wohlsten.

Sprichwort

Die großen Nationen haben sich schon immer wie Gangster benommen und die kleinen Nationen wie Prostituierte.

Stanley Kubrik, (1928-1999), Amerik. Filmregisseur

Man muss in den Dreck hineingeschlagen haben, um zu wissen, wie weit er spritzt.

Wilhelm Raabe, (1831-1910), Schriftsteller

Intrigen sind das Nebengeräusch der Politik.

Kurt Biedenkopf, CDU, Politiker

Es ist nicht alles Gold was glänzt, aber alles Scheiße, was so riecht.

Dieter Hildebrandt

Kleine Kriminalität und große Dummheit – eine hochexplosive Mischung, besonders in der Politik.

Johannes Gross, Publizist

Die Fehler werden oben gemacht und die Lasten unten verteilt.

Christian Wulff, CDU-Ministerpräsident Niedersachsens

Zu allen Zeiten haben die Kleinen für die Dummheiten der Großen büßen müssen.

Jean de la Fontaine, (1621-1695), Frz. Dichter

Wer, außer den Politikern, die sie begehen, beklagt die Dummheiten in der Politik? Sind denn die Gescheitheiten in der Politik gescheiter?

Karl Kraus

Es genügt nicht, unfähig zu sein, man muss auch in die Politik gehen.

Anonym

Unfähigkeit schützt nicht vor Karriere.

Aus Murphys Bonner Gesetzen

Beim Schach überlegt man länger als in der Politik.

Peer Steinbrück, SPD

Politik besteht nicht selten darin, einen einfachen Tatbestand so zu komplizieren, dass alle nur noch nach einem Vereinfacher rufen.

Giovanni Guareschi, (1908-1968), Ital. Schriftsteller

Ein Nachteil der Politik liegt darin, dass manche vernünftige Maßnahme bloß deswegen unterbleibt, weil der Gegner sie vorgeschlagen hat.

Romain Gary, (1914-1980), Frz. Schriftsteller

Ehebruch und Seitensprung haben Tradition als Waffe in der Politik.

Henning Krumrey

Vertrauen und Verrat sind Geschwister in der Politik.

Hans-Ulrich Jörges

Das Fundament aller Staatskunst besteht darin, die Menschen zu täuschen über das, was ihr eigener Vorteil ist.

Johann Jakob Mohr

Vollkommene Politik besteht darin, niemals das letzte Motiv zu enthüllen.

Benjamin Disraeli

Alles Leben in Staat und Gesellschaft beruht auf der stillschweigenden Voraussetzung, dass der Mensch nicht denkt.

Karl Kraus

Die Politik ist immer so dumm wie das Volk.

Günther Thiele

Unkenntnis führt zur Politikverdrossenheit,
Kenntnis zum Schaudern.

Eric Wolf

Wer den Patrioten des anderen Landes für einen Lumpen hält, dürfte
ein Dummkopf des eigenen sein.

Karl Kraus

Wie die Politik funktioniert:
Einig im Unkonkreten,
uneinig im Konkreten.

Anonym

Konsens: Gemeinsame Position, hergestellt durch Ausklammerung
sämtlicher Streitfragen.

Dirk Maxeiner

Ein Kompromiss, das ist die Kunst, einen Kuchen so zu teilen, dass
jeder meint, er habe das größte Stück bekommen.

Ludwig Erhard, Ex-Bundeswirtschaftsminister

Das Prinzip der Politik: Es geht nicht um Sachverstand. Du musst dich
stets zur rechten Zeit am rechten Ort in die erste Reihe drängen.

Freie Presse 5.6.2007

Wenn du bei den Olympischen Spielen als Zweiter ankommst, bringt dir das Silber. Wenn du in der Politik als Zweiter ankommst, bringt dir das Vergessenheit.

Richard Nixon, (1913-1994), 37. Präsident der USA

Bewegung in der Politik kann man auch vortäuschen, indem man schneller als sonst auf der Stelle tritt.

Roger Peyrefitte

Alle Bewegungen führen zu weit.

Bertrand Russel, (1872-1970), Brit. Philosoph und Schriftsteller

Was nützt die Politik als Kunst des Möglichen, wenn sich das Mögliche gegen bestehende Interessen richtet?

Lothar Schmidt

Es wird immer schwerer, etwas zu tun, und immer leichter, etwas zu verhindern.

Manfred Rommel

Die Bundespolitik wird jede Verantwortung für die Trendwende nach unten genau so von sich weisen, wie sie jedes Zehntel Prozent Plus beim Wirtschaftswachstum in den vergangenen zwei Jahren für sich reklamiert hat.

Dieter Janke

Schön! In Berlin leben nach der letzten Volkszählung 1702 Füchse. Weniger schön: Nicht einer ist in der Politik tätig.

Wolfgang Mocker

Wenn man ihrer Politik (Rentenpolitik der Bundesregierung) vertrauen würde, dann kann man auch den Würger von Boston um eine Halsmassage bitten.

Klaus Ernst

Die Politik hat den Begriff Eigenverantwortung verhunzt. In erster Linie benutzen wir ihn, wenn es um die Kürzung von Sozialleistungen geht.

Alois Glück, CSU, bayerischer Landtagspräsident

Sozialpolitik ist der verzweifelte Entschluss, an einem Krebskranken eine Hühneraugenoperation vorzunehmen.

Karl Kraus

Du kannst einen Pferdeapfel in Silberpapier mit Goldbändchen einpacken, es bleibt ein Pferdeapfel.

Norbert Blühm, CDU, Ex-Bundessozialminister

Wäre die deutsche Politik ein Auto, ich fürchte, sie käme seit Jahren nicht mehr durch den TÜV.

Manfred Rommel

In der Politik fehlt die Hausfrauenmentalität: das Geld zusammen halten, für Sicherheit und Nahrung sorgen, sich um die Familie, sprich die Erde, kümmern.

Meryl Streep

Unser aller Last ist misslungene Geschichte,
unser aller Gegenwart ist misslingende Politik.

Ignaz Kirchner

Medien

Unseren täglichen Mord gib uns heute.

Gebet eines Journalisten

Die Öffentlichkeit hat eine unersättliche Neugier, alles zu wissen, nur nicht das Wissenswerte.

Oscar Wilde, (1854-1900), Engl. Erzähler

Schlechte Neuigkeiten ergeben gute Nachrichten.

Aus den USA

Es werden täglich weitaus mehr Nachrichten als Köpfe frisiert.

Bernd-Lutz Lange, Kabarettist

Die Zahl derer, die durch zu viele Informationen nicht mehr informiert sind, wächst.

Rudolf Augstein, (1923-2002), Publizist

In den Medien wird Vielfalt mehr und mehr durch Einfalt ersetzt.

Dieter Stolte, Publizist

Die Aufnahme und Abgabe der Nahrung sind fraglos die wichtigsten Interessen, die das geistige Leben einer Bevölkerung bestimmen können.

Karl Kraus

Merkwürdig, was dieselben zweitausend Menschen zu gleicher Zeit sein können: Unsere tapferen Krieger; Mob; Volksgenossen; verhetzte Kleinbürger. Wie man eine Masse anspricht, so fühlt sie sich.

Kurt Tucholsky

Die Medien sind die mächtigste Institution der Welt. Sie haben die Macht, aus Unschuldigen Schuldige und aus Schuldigen Unschuldige zu machen.

Malcom X, (1925-1965), Amerik. Bürgerrechtler

Die Politiker... glauben ein Mittel gegen die Politikverdrossenheit gefunden zu haben – sie stellen sich als Opfer dar und beschimpfen die Journalisten.

Daniel E.M. Mandelbaum

Was haben Journalisten und Spechte gemeinsam? Wenn sie auf etwas pochen, ist meist der Wurm drin.

Markus M. Ronner

Wenn unsere Politiker der Meinung sind, dass Berichterstattungen über ihr Fehlverhalten in den Medien daran Schuld sind, dass sie ein schlechtes Ansehen in der Öffentlichkeit haben, dann sind sie bestimmt auch davon überzeugt, dass die Polizei und Richter daran Schuld sind, dass so viele Verbrecher im Gefängnis sitzen.

Anonym

Die Macht der Medien:
Immer häufiger werden Politikerzitate brutal aus ihrer Zusammen-
hangslosigkeit gerissen.

Wolfgang Mocker

Wenn wir jedes Zitat auf seinen Wahrheitsgehalt nachrecherchieren
müssen, kann jede Nachrichtenagentur sofort dichtmachen.

taz, Pfingsten 2002

Früher - machte die Politik Nachrichten, heute machen Nachrichten
Politik.

Christina Weiss

- gab es die Zeitungen, um neueste Nachrichten zu
übermitteln. Heute dienen sie dem Zweck, die neuesten
Werbeprospekte zu transportieren.

Reinhard Lochner

Was an einem einzigen Tage der letzten fünfzig Jahre gedruckt wurde,
hat mehr Macht gegen die Kultur gehabt als sämtliche Werke Goethes
für eine solche.

Karl Kraus

Die Presse kann schlimmere Verheerungen anrichten wie Pulver und
Blei.

Th. G. v. Hippel, (1741-1796), Staatsmann und Schriftsteller

Was die Lues übriggelassen hat, wird von der Presse verwüstet werden.

Karl Kraus

Mit einer Zeitung kann man Fliegen und Menschen erschlagen.

Dieter Hildebrandt

Die Unterwelt tut's mit dem Schlagring, der Boulevard mit der Schlagzeile.

Markus M. Ronner

Die Pullewahrzeitung ist der Big-Mac der Meinungsbildung.

Klaus Klages

Der Durchschnittsleser erlebt die Welt so, wie sie ihm seine Zeitung vermittels großer und kleiner Schriftgrade ordnet.

Kurt Tucholsky

Wenn sie mit einem Gesprächspartner weder politisch noch kulturell übereinstimmen, besagt das nicht, das der betreffende anderer Meinung ist. Er liest vielleicht nur eine andere Zeitung.

Oliver Hassencamp

Sie sehen hier auf dieser Seit'
ein Unrecht, das zum Himmel schreit.
Ein wenig Zucker, Sahne nimm!
Das Ganze ist nur halb so schlimm.
Zwar ist das Ganze jetzt verlogen,
dafür nun aber ausgewogen.

Wilhelm Busch, (1832-1908), Zeichner und Dichter

Den Leuten ein X für ein U vorzumachen – wo ist die Zeitung, die diesen Druckfehler zugibt?

Karl Kraus

Man sollte alles glauben, was man in der Zeitung liest, das macht sie interessant.

Rose Macauley

Die Ereignisse haben manchmal unrecht, die Zeitung nie.

Kurt Tucholsky

Ich lese keine Zeitung, was wirklich wichtig ist, erfahre ich an der Börse.

Amschel Mayer Rothschild, (1773-1855), Bankier

Rauchen Sie Tabak, mein Gemahl, er verdirbt höchstens die Tapeten. Aber unterstehen Sie sich, jemals eine Zeitung anzusehen; die verdirbt Ihren Charakter.

Gustav Freytag, (1816-1895), Schriftsteller

Die Journalisten können über mich schreiben, was sie wollen. Hauptsache, es ist nicht die Wahrheit.

Madonna

Der geschickte Journalist hat eine Waffe: das Totschweigen – und von dieser Waffe macht er oft genug Gebrauch.

Kurt Tucholsky

Bei den Zeitungen stehen die einzigen Wahrheiten, auf die du vertrauen kannst, in den Anzeigen.

Thomas Jefferson, (1743-1826), 3. Präsident der USA

Des klugen Lesers Motto lautet: Trau keinem Foto, keinem Text, keinem Film, keiner Zeitung, keiner Regierung, zweifle, wie es Lichtenberg geraten hat, an allem, mindestens einmal.

Rudi Sander

Die ganze Presse gehört sowieso verboten.

Otto Schily, SPD, Ex-Bundesinnenminister

Pressefreiheit: Jeder Journalist darf schreiben, was er will. Das heißt noch nicht, dass es gedruckt wird.

Rudolf Rolfs

Ein von der Verfassung geschütztes Grundrecht, auf das sich Journalisten vorsorglich nicht verlassen sollten.

Daniel E.M. Mandelbaum

Es gibt Gesetze zum Schutz der Pressefreiheit, aber kein einziges, das dazu taugt, die Menschen vor der Presse zu schützen.

Mark Twain, (1835-1910), Amerik. Schriftsteller

Wenn unsere Minister aufmerksame Zeitungsleser sind, so werden sie bereits darüber unterrichtet sein, was sie im Schilde führen.

Daniel Spitzer

Der britische Premier William Pitt wurde einmal von einer Dame gefragt, was es denn neues in der Politik geben würde. „Bedaure, Madam", antwortete er, „aber ich habe die heutigen Zeitungen noch nicht gelesen."

Quelle unbekannt

Die Sprache ist dem Menschen gegeben, um seine Gedanken zu verbergen.

Nach Talleyrand

Redekunst: Die Kunst, Menschen ihre klaren und natürlichen Meinungen auszureden.

Hobart C. Chatfield-Taylor

Die Sprache ist ein Gewölk, an dem jede Fantasie ein anderes Gebilde erblickt.

Jean Paul

Es werden mehr Ausreden als Reden gehalten. Aber die Ausreden sind meist brillanter als die Reden.

Anonym

Hütet euch vor denen, die Käse denken und Quark reden.

Werner Mitsch

Die kürzesten Wörter, nämlich ja und nein, erfordern das meiste Nachdenken.

Pythagoras, (um 570-500 v.Chr.)

Wer ja oder nein sagt, riskiert immer den Irrtum... Nur wer dauernd jein sagt, irrt nie.

Marcel Reich-Ranicki, Literaturkritiker

Um nein zu sagen, reicht einem Politiker kaum ein ganzseitiges Interview.

Eric Wolf

Je klarer man sich ausdrückt, desto gefährlicher werden die Worte.

May Sarton

Große Geister sagen in wenigen Worten viel, kleine in vielen Worten nichts.

Francois Duc de La Rochefoucauld

Politiker besitzen die Fähigkeit, mit viel mehr Worten nichts zu sagen als andere Leute.

Wolfram Weidner

Agitatoren sind Störenfriede, die eine zufriedene Bevölkerung zur Unzufriedenheit aufstacheln. Deshalb sind Agitatoren notwendig.

Oscar Wilde

Das Geheimnis des Agitators ist, sich so dumm zu machen, wie seine Zuhörer sind, damit sie glauben, sie seien so gescheit wie er.

Karl Kraus

Die öffentliche Meinung ist etwas, worauf sich hauptsächlich jene Politiker berufen, die keine eigenen Meinung haben.

Amintore Fanfani, (1908-1999), Italien. Politiker

Meinungsforscher helfen Politikern herauszufinden, was sie gerade denken.

Wolfram Weidner

Die öffentliche Meinung ist das Echo der veröffentlichten Meinung.

Lothar Schmidt

Das Problem der gegenwärtigen Propaganda ist, dass man dem Imperialismus, der mehr Grund zu Vorwürfen bietet als jede Gesellschaftsform sonst, gar nichts vorwerfen kann: weil es ihm gelungen ist, den Leuten alle Kriterien für recht und unrecht, wahr oder falsch, schön und hässlich aus den Hirnen zu waschen. Nichts gilt mehr, und wie argumentieren, wo nichts gilt? Das Waschmittel ist der Positivismus, die Waschmaschine das Fernsehen.

Peter Hacks, Schriftsteller

Moral von der Mattscheibe: Klatsch und Tratsch halten die Gesellschaft auf Linie! Jenny und Babs sei Dank.

Barbara Sichtermann

Unterhaltung und Spaß müssen immer sein. Das wussten schon die Autoren des größten Bestsellers der Welt, der Bibel.

Marcel Reich-Ranicki

Unterhaltung durfte auch in Deutschland werden, was sie im Kern ist: herrlich flach, herrlich blöd, also mündig.

Anonym

Wer für eine Partei wirbt, muss in den schmutzigsten Kanal springen – den Fernsehkanal.

Hans-Dieter Schütt

Politiker benutzen das Fernsehen derzeit nur noch als Plattform, um Parolen zu verbreiten, an die sie selbst nicht glauben.

Christoph Minhoff

Das ist ja ein Teil des Problems der Glaubwürdigkeit der Politik: Die Worthülsenkreativität der Politik ist enorm, der Inhalt ist es oft nicht.

Bernd Pitschetsrieder

Weil die Politiker nie glauben, was sie sagen, sind sie überrascht, wenn andere ihnen glauben.

Charles de Gaulle, (1890-1970), Frz. Politiker

Es gibt Politiker, die das, was sie sagen, glauben. Und es gibt solche, die das, was sie sagen, nicht glauben. Erstere sind gefährlich.

Manfred Rommel

Die Teilnahme des Bürgers an der Politik reduziert sich allmählich aufs Zuschauen am Bildschirm.

Rudolf Wassermann

Mich stört, dass die Darstellung politischer Prozesse zunehmend in Talk-Shows stattfindet... In Studien beobachten wir, dass die Wähler Politiker heute nach den gleichen Kriterien wie Unterhaltungskünstler bewerten.

Wolfgang Donsbach, Medienforscher

Politiker im Fernsehen sind inzwischen so aufregend wie die Beobachtung trocknender Dispersionsfarbe.

Anonym

Lüge und Wahrheit

Ich garantiere jedem Kabarettisten einen Lacher für den Satz: Politiker sind ehrliche Leute.

Helmut Markwort, Focus-Chefredakteur

Lüge und Wahrheit – zwei Werte – ein Geschäft.

Bruno Jonas, Kabarettist

Man glaubt die Wahrheit nicht, wenn sie ein Armer spricht, und selbst die Lügen glaubt man einem reichen Wicht.

Friedrich Rückert, (1788-1866), Dichter

Ich nahm die Wahrheit mal aufs Korn und auch die Lügenfinten.
Die Lüge macht sich gut von vorn, die Wahrheit mehr von hinten.

Wilhelm Busch

Die Lüge kann nie zur Wahrheit werden dadurch, dass sie an Macht gewinnt.

Rabindranath Tagore, (1861-1941), Ind. Dichter und Philosoph

Es ist schwer, es zugleich der Wahrheit und den Leuten recht zu machen.

Thomas Mann, (1875-1955), Schriftsteller

Die Wahrheit über die Katzen erfährt man von den Mäusen.

Henry Ford, (1863-1947), Amerikan. Industrieller

Die Wahrheit hat ein schönes Gesicht, aber zerrissene Kleider.

Aus Portugal

Es ist fast unmöglich, die Fackel der Wahrheit durch ein Gedränge zu tragen, ohne jemandem den Bart zu versengen.

Georg Christoph Lichtenberg

Die Wahrheit braucht einen Mutigen, der sie ausspricht.

Albert Einstein, (1879-1955), Physiker

Wohl gibt es Fürsten,
die nach Wahrheit dürsten:
doch wenigen ward ein so gesunder Magen,
sie zu vertragen.

F. von Bodenstedt, (1819-1892), Schriftsteller

Wahrheit ist eine Frucht, die nur reif gepflückt werden darf.

Voltaire, (1694-1778), Frz. Schriftsteller und Philosoph

Jede Wahrheit durchläuft drei Stufen:
Erst erscheint sie lächerlich,
dann wird sie bekämpft,
schließlich ist sie selbstverständlich.

Arthur Schopenhauer

Die einfachsten Wahrheiten sind es gerade, auf die der Mensch immer erst am spätesten kommt.

Ludwig Feuerbach, (1804-1872), Philosoph

Wer die Wahrheit nicht kennt, ist bloß ein Dummkopf. Aber wer sie weiß und sie eine Lüge nennt, der ist ein Verbrecher.

Bertolt Brecht

Halbe Wahrheiten verbürgen ganze Misserfolge.

Rudolf Augstein

Wenn wir einer Halbwahrheit nur scharf genug ins Auge sehen, ist es eine ganze Lüge.

Arthur Schnitzler

Wenn die Stunde der Wahrheit kommt, gibt es nur eines: lügen, lügen, lügen.

Ferenc Molnar, (1878-1952), Ungar. Schriftsteller

Ein Mensch ist nie ehrlicher, als wenn er zugibt, ein Lügner zu sein.

Mark Twain

Verfolge den Lügner bis in sein Haus,
dann kennst du dich in der Wahrheit aus.

Sudanesisches Sprichwort

Sei kein Snob. Lüge nie, wo die Wahrheit besser bezahlt wird.

Stanislaw Jerzy Lec

Am häufigsten wird vor dem Untersuchungsrichter und auf dem Grabstein gelogen.

Arthur Miller, Amerikan. Dramatiker

Eine gute Lüge ist bereits dreimal um die Welt gelaufen, ehe sich die Wahrheit die Schuhe anzieht.

Mark Twain

Es gibt drei Arten von Lügen: Lügen, infame Lügen und Statistiken.

Benjamin Disraeli

Wenn sich unter Politikerlügen die Balken biegen, sorgt Demokratie für Stabilität und Sicherheit.

Eric Wolf

Man muss die Tatsachen verdrehen, damit andere sie verstehen können.

Charles de Talleyrand

Eine zweifelhafte Behauptung muss recht häufig wiederholt werden: dann schwächt sich der Zweifel immer etwas ab und findet Leute, die selbst nicht denken, aber annehmen, mit solcher Sicherheit und Beharrlichkeit könne Unwahres nicht behauptet oder gedruckt werden.

Otto von Bismarck

Schwarz auf weiß: so hat man jetzt die Lüge.

Karl Kraus

Nicht die Kinder bloß speist man mit Märchen ab.

Gotthold Ephraim Lessing, (1729-1781), Schriftsteller

Was man dem Volk dreimal sagt, hält das Volk für wahr.

Heinrich von Kleist, (1777-1811), Schriftsteller

Wahrheit:
In der Politik nicht selten eine Frage der Arithmetik, oder präziser, der Addition. Je mehr Bürger etwas glauben, desto „wahrer" erscheint es. Dabei spielt die Psychologie eine nicht unerhebliche Rolle. Da Politiker meistens feige sind und ungern die harte Wahrheit sagen, verlassen sie sich gern auf das von ihnen stimulierte Votum der Massen.

Daniel E.M. Mandelbaum

Einen Politiker, der immer die Wahrheit sagt, gibt es nicht, sonst wäre er nicht Politiker geworden.

Mark Twain

Wenn Lügen kurze Beine hätten, wären die meisten Politiker Liliputaner.

André Heller, Österr. Liedermacher

Wenn jeder Politiker, der einmal bewusst die Unwahrheit gesagt hat, sein Amt niederlegen müsste, würde es ziemlich leer werden in den Kabinetten und Parlamenten.

Anonym

Mit einer Lüge kann kein Politiker auf Dauer leben. Ein paar mehr braucht er schon.

Wolfgang Mocker

Der perfekte Politiker ist jemand, der der Presse etwas vorlügen kann und dann glaubt, was er am nächsten Tag liest.

Will Durst

Als sich Politiker beim Lügen keine Mühe mehr gaben, wurden sie unglaubwürdig.

Eric Wolf

Man kann einige Menschen die ganze Zeit und alle Menschen eine Zeit lang zum Narren halten; aber man kann nicht alle Menschen allzeit zum Narren halten.

Abraham Lincoln, (1809-1865), 16. Präsident der USA

Früher galt das Lügen in meinem Lande als Schande. Unsere jetzigen Führer tun so, als wäre es eine politische Tugend.

Robert Redford, Amerikan. Schauspieler

Ronald Reagan ist kein typischer Politiker, weil er nicht lügen, nicht betrügen und nicht klauen kann. Sogar dafür hatte er schon immer einen Agenten.

Bob Hope, Amerikan. Komiker

Der Weg in die Tyrannei – das dürfen wir nie vergessen – beginnt mit der Zerstörung der Wahrheit.

Bill Clinton, 42.Präsident der USA

Dem Teppichbombardement eines fremden Landes geht jedesmal ein Teppichbombardement des eigenen Volkes mit Lügen voraus.

Ivan Nagel, Theaterkritiker u. Intendant

Die Schurken sind immer praktischer, tüchtiger als die ehrlichen Leute, weil ihnen die Mittel gleichgültig sind.

Franz Grillparzer, (1791-1872), Österr. Dichter

Jeder, der Gewalt zu seiner Methode gemacht hat, muss zwangsläufig die Lüge zu seinem Prinzip erwählen.

Alexander Solschenizyn, Russ. Schriftsteller

Im Krieg ist die Wahrheit ein so kostbares Gut, dass sie mit einem Schutzwall von Lügen umgeben werden muss.

Winston Churchill

Ich lüge nicht vorsätzlich, aber manchmal muss man um den heißen Brei herumreden.
Die Wahrheit ist meist erstunken und erlogen.

Margarete Thatcher, Brit. Politikerin

Ein Bundesgeschäftsführer muss auch gelegentlich Fragen wahrheitswidrig beantworten, wenn es im Interesse der Partei erforderlich ist.

Peter Struck, SPD, Politiker

Was für eine vorzügliche Einrichtung, dass die Gedanken nicht als sichtbare Schrift über unsere Stirn laufen.

Christa Wolf, Schriftstellerin

Politiker werden als ehrliche Menschen geboren – und sterben als Lügner! Nicht alle, aber viele.

Mainhard Graf von Nayhauß

Nur in der Demokratie ist die Lüge wirklich mehrheitsfähig.

Wolfgang Mocker

Im Namen des Volkes

In dem verdorbensten Staat gibt es die meisten Gesetze.

Tacitus, (um 55-116 n. Chr.), Röm. Geschichtsschreiber

Das höchste Recht ist – oft das höchste Übel.

Terenz, (195-159 v. Chr.), Röm. Komödiendichter

– das höchste Unrecht.

Cicero, (106-43 v. Chr.), Röm. Politiker

In einem Staat gibt es umso mehr Räuber und Diebe, je mehr Gesetze und Vorschriften es in ihm gibt.

Laotse, (4.-3. Jh. v. Chr.), Chin. Philosoph

Mich interessiert nicht, wer die Gesetze macht, solange ich das Geld kontrolliere.

Amschel Meyer Rothschild

Wer das Recht denkt recht zu führen,
muss die Räder reichlich schmieren.

Friedrich von Logau, (1604-1655), Dichter

Juristische Schwierigkeiten gibt es nicht für Leute mit Geld.

George Bernhard Shaw

Außer dem Licht wird nichts auf Erden so oft gebrochen wie das Recht.

Alfred Polgar, (1875-1955), Österr. Schriftsteller

Man merkt unserem Recht das Alter an – es ist schon gebeugt.

Bert Berkensträter

Völlig unnötig, der Gerechtigkeit die Augen zu verbinden. Sie ist ohnehin blind.

Hanns-Herman Kersten

Im Rechtsstaat haben Rechte mehr Rechte als manchem recht ist.

Eric Wolf

Unrecht gewinnt oft Rechtscharakter einfach dadurch, dass es häufig vorkommt.

Bertolt Brecht

In den Abgründen des Unrechts findest du immer die größte Sorgfalt für den Schein des Rechts.

Johann Heinrich Pestalozzi, (1746-1827), Schweizer Pädagoge

Das Gesetz ist ein Netz mit vielen Maschen;
In den engen bleiben die Dummen hängen,
durch die weiten schlüpfen die Gescheiten.

Redensart

Gesetze sind wie Spinnennetze, die kleine Fliegen fangen mögen, aber Wespen und Hornissen durchbrechen lassen.

Jonathan Swift, (1667-1745), Irischer Schriftsteller

Mit den Gesetzen ist es wie mit den Würstchen. Es ist besser, wenn man nicht sieht, wie sie gemacht werden.

Otto von Bismarck

Gesetze sind Jungfrauen im Parlament und Huren vor Gericht.

Kurt Tucholsky

Kein Dichter hat jemals die Natur so frei ausgelegt wie Juristen die Gesetze.

Jean Giraudoux, (1882-1944), Frz. Schriftsteller

Wenn's genug Paragrafen gibt, sind Ursache und Wirkung belanglos.

Eric Wolf

Krähen sind schwarz und tragen Talare, sie hacken einander kein Auge aus.

Kurt Tucholsky

Die bloße Mahnung an die Richter, nach bestem Wissen und Gewissen zu urteilen, genügt nicht. Es müssten auch Vorschriften erlassen werden, wie klein das Wissen und wie groß das Gewissen sein darf.

Karl Kraus

Juristen sind Leute, die die Gerechtigkeit mit dem Recht betrügen.

Harold Pinter, Engl. Schriftsteller

Es hilft nichts, das Recht auf seiner Seite zu haben. Man muss auch mit der Justiz rechnen.

Dieter Hildebrandt

Ein guter Anwalt kennt das Recht – ein besserer den Richter.

Hau-Tscho-Hi

Es gibt Leute, die verdienen noch an den Gittern, hinter die sie gehören.

Dieter Hildebrandt

Ins Stammbuch eines Juristen: Nicht jeder Recht schaffende Mensch ist ein rechtschaffener Mensch.

Markus M. Ronner

Erfahrene Juristen bezeugen, dass es vor Gericht von Vorteil sein kann, wenn man im Recht ist.

Graham Chapman

Substantiell hätte das Material vor Gericht nicht gereicht, für die Politik allemal.

Daniel E.M. Mandelbaum

In der Politik geht es nicht darum, recht zu haben, sondern recht zu behalten.

Konrad Adenauer, (1876-1967), Politiker

Das Vergnügen, recht zu behalten, wäre unvollständig ohne das Vergnügen, andere ins Unrecht zu setzen.

Voltaire

Fast alle Rechte beruhen auf Rechtsbrüchen, besonders in der Politik.

Ernst Julius Hähnel

Gesetzeswidriges tun wir gleich, Verfassungswidriges dauert ein wenig länger.

Henry Kissinger, Amerikan. Politiker

Natürlich achte ich das Recht. Aber auch mit dem Recht darf man nicht so pingelig sein.

Konrad Adenauer

Steckt ein Großkonzern in Schwierigkeiten, kommt der Bundeskanzler – passiert das einem Mittelständler, kommt nur der Insolvenzverwalter.

Arnold Weissmann

Der feine Unterschied:
Wenn ein Multimillionär einen Silberlöffel einsteckt, wird das diskret erledigt. Wenn aber ein armer Hund einen Silberlöffel einsteckt, weil er ihn verscheuern muss, um zu leben, holt man die Polizei.

Heinrich Böll, (1917-1985), Schriftsteller

Laut Grundgesetz findet die Menschenwürde hauptsächlich auf dem Papier statt.

Werner Mitsch

Artikel Null des Grundgesetzes lautet: Der Besitzstand der Deutschen ist unantastbar.

Bernhard Jagoda

Jeder ist vor dem Gesetz gleich. Das Nähere regeln Ausländergesetze, Parteibuch, Geschlecht, Alter und Dienstgrad.

Gerd Wollschon

Gleichheit: das durch die Verfassung garantierte Recht der Reichen und Armen, in Champagner zu baden und den Winter an der Riviera verbringen zu dürfen.

Leo C. Rosten

Die großartige „Gleichheit vor dem Gesetz" verbietet den Reichen wie den Armen unter Brücken zu schlafen, auf den Straßen zu betteln oder Brot zu stehlen.

Anatole France, (1844-1924), Frz. Schriftsteller

Ich stehe so fest auf dem Boden des Grundgesetzes, dass ich dauernd eingeschlafene Füße bekomme.

Günter Grass

Man sollte das Grundgesetz auf den Index setzen, dann würde es vielleicht gelegentlich gelesen werden.

Robert Lembke

Die Karlsruher Richter verkünden ihre Urteile vorsichtshalber unter Pseudonym: Im Namen des Volkes.

Wolfgang Mocker

Die Bananenrepublik Deutschland ist wohl das einzige Land weltweit, in dem ein Gesetz nach einem Straftäter, Hartz, benannt wird.

Herbert Schmidt

Macht

Willst du den Charakter eines Menschen erkennen, so gib ihm Macht.

Abraham Lincoln

Keiner weiß, was in ihm steckt, bevor er von der Macht gekostet hat.

Otto Flake, (1880-1963), Schriftsteller

Machtbewusstsein ist fast schon ein sexuelles Gefühl.

Henry Kissinger

Mit der Macht kann man nicht flirten, man muss sie heiraten.

André Malraux

Ich glaube nicht, dass Männer von Natur aus aggressiv sind. Was sie aggressiv werden lässt, ist Macht, zuviel Macht. Diese Macht korrumpiert, nicht das Geschlecht.

Alice Schwarzer, Journalistin

Wer nach Ruhm hungert, frisst den Menschen in sich.

Stanislaw Jerzy Lec

Ein an die Macht gekommener Freund ist ein verlorener Freund.

Henry Adams

Unter allen Räuschen ist der Herrschaftsrausch der schlimmste. Wer vom Herrschaftsrausch befallen ist, erwacht nicht vor seinem Sturze.

Sanskrit

Es stimmt schon, dass Macht die Menschen abnützt – allerdings vor allem jene, die sie nicht haben.

Giulio Andreotti, Italien. Politiker

Alle Mächtigen, die ich näher beobachtet habe, sind ungeduldig und intolerant geworden, haben eitel das Maß ihrer Möglichkeiten überschätzt und Prinzipien sowie Freunde selbstherrlich aufgegeben.

Shimon Peres, Israel. Politiker

Übermaß ist in allen Dingen schädlich, aber verderblich geradezu, wenn es sich um politischen Ehrgeiz handelt. Er verführt die Ehrgeizigen, wenn sie zur Macht gelangen, zu unverhüllter Raserei und Tollheit.

Plutarch, (um 46-120 n. Chr.)

Die Macht wechselt häufiger von Hand zu Hand als von Kopf zu Kopf.

Stanislaw Jerzy Lec

Sorgen wir dafür, dass wir an die Macht kommen, dann können wir machen, was wir wollen.

Konrad Adenauer

Macht schützt vor Verantwortung.
Die offene Unmoral ist das sichtbarste Zeichen der Macht.

Der kleine Machiavelli

Wer den Daumen auf dem Beutel hat, hat die Macht.

Otto von Bismarck

Wenn wir Macht besitzen, nennen wir sie Einfluss. Wenn sie aber ein anderer besitzt, belassen wir es bei dem hässlichen Wort Macht.

Arthur F. Corey

Alle Macht geht vom Volke aus. Aber wo geht sie hin?

Bertolt Brecht

Unterschätze nie die Macht dummer Leute, die einer Meinung sind.

Kurt Tucholsky

Größere Mehrheiten verleiten zu größeren Dummheiten.

Wolfgang Mischnick, FDP, Politiker

Wer die Macht hat, dem soll man sie nicht auch noch versüßen.

Lord Beaverbrook, (1879-1964), Brit. Politiker

Die Herrschenden müssen bewacht werden, nicht die Beherrschten.

Friedrich Dürrenmatt, (1921-1990), Schweiz. Schriftsteller

Von der Ohnmacht der Macht zu sprechen ist kein geistreiches Paradoxon mehr.

Hannah Arendt, (1906-1975), Politologin

Was in der Politik noch fehlt, ist ein Machthungerstreik.

Werner Finck

Ab einem bestimmten Grad an Volksverblödung ist es völlig egal, wer an der Macht ist.

Wolfgang Mocker

Kein Abschied fällt schwerer wie der Abschied von der Macht.

Charles-Maurice de Talleyrand

Auf dem Weg nach unten bekommt er zu hören, was auf dem Weg nach oben nur geflüstert wurde (Kotzbrocken, Rowdy).

Helmut Markwort zum schleichenden
Abstieg des Ex-Grünenchefs Fischer
von der politischen Bühne

Staatsmänner

Staatsmann, der die Obstbäume des Nachbarn schüttelt – um die Würmer auszutreiben.

Ambrose Bierce, (1842-1914), Amerikan. Schriftsteller

Einbildungskraft ist das, was manchen Politiker glauben macht, er sein ein Staatsmann.

Roberta Tennes

Ein Staatsmann ist ein Politiker, der seit 10 oder 15 Jahren tot ist.

Harry S. Truman, (1884-1972), 33. Präsident der USA

Immer wieder kommen Staatsmänner mit großen Farbtöpfen und erklären, sie seien die neuen Baumeister. Und immer wieder sind es nur Anstreicher. Die Farben wechseln, die Dummheit bleibt.

Erich Kästner

Sehr geehrte Damen und Herren, liebe Neger!

Heinrich Lübke, (1894-1972), Alt-Bundespräsident, 1962 in Liberia

Erste Anforderung an einen Staatsmann: geistlos sein.

Dean Acheson, (1893-1971), Amerikan. Politiker

Bestimmt wäre es für die Staaten besser, sie hätten einen Kopf und kein Oberhaupt.

Nikolaus Cybinski

Es gibt ein sicheres Mittel, um große Männer von Scheingrößen zu unterscheiden: Alle großen Männer haben Humor.

Ludwig Reiners

Was Jupiter zusteht, steht dem Ochsen noch lange nicht zu.

Lateinisches Sprichwort

Große Führer haben immer für bühnenwirksame Auftritte gesorgt.

Charles de Gaulle

Wenn es der Präsident tut, ist es nicht illegal.

Francois Mauriac, (1914-1996), Frz. Schriftsteller

Staatsmännische Kunst ist der weise Einsatz individueller Unzulänglichkeiten für das Gemeinwohl.

Abraham Lincoln

Man moß ämmer das Ohr am Pols der Zeit haben, sonst äst man als Potäntat rockzock weg vom Fenster.

Walter Moers, Comiczeichner

Es gibt zwei Arten von Präsidenten: Der eine steht über allem, der andere übersteht alles.

Werner Schneyder, Kabarettist

Ein Staatsmann schert die Schafe, ein Politiker zieht ihnen das Fell über die Ohren.

Austin O'Malley

Staatsmänner sind nicht nur verpflichtet, Argumente zu verwenden, die sie nicht für schlüssig halten; sie müssen auch Meinungen vertreten, die sie nicht für wahr halten.

Walter Bagehot

Von dem Ruhme der berühmtesten Menschen gehört immer etwas die Blödsichtigkeit der Bewunderer zu.

Georg Christoph Lichtenberg

Je weniger Bedeutung ein Staatsmann hat, desto mehr liebt er die Fahne.

Kim Hubbard

Wo man Fahnen hisst, da zieht der Verstand auf Halbmast.

Felix Renner

Ich bin immer wieder erstaunt zu hören, dass Deutschland einen Bundespräsidenten hat. Irgendwie scheint der aber nie Zeit zu haben. Immer kommt nur dieser Köhler.

Ove Lieh

Die Reden unseres Bundespräsidenten sollte man nicht auf die Goldwaage legen. Die ist zum Wiegen von Blech nun mal nicht geeignet.

Wolfgang Mocker

Bundespräsidenten sind für Sonntagsreden da. Von Montag bis Freitag haben andere das Sagen.

Gabriele Oertel

Die Menschen scheinen nicht zu wissen, das man für das Denken Zeit, Anstrengung und Vorbereitung braucht. Die Staatsmänner sind viel zu sehr damit beschäftigt, Reden zu halten, um zum Denken zu kommen.

Bertrand Russel

Wir waren ein wenig zu leichtsinnig, ihn zum Präsidenten zu machen, aber im Moment verkürzt er uns die langen Winterabende.

Claude Chabrol, Französischer Filmregisseur
über Staatspräsident Sarkozy

Der brasilianische (Fußball-) Nationaltrainer hat auf alle Fälle mehr Verantwortung als der brasilianische Staatspräsident.

Carlos Dunga

Amerikanische Präsidenten: Monarchen auf Zeit ohne Geist, Geschmack und Bildung, aber von dubioser Herkunft und ausgeprägter Gewalttätigkeit.

Josef Joffe

Ich habe die Anweisung gegeben, mich jederzeit aufzuwecken, wenn eine nationale Notlage eintritt, selbst wenn ich in einer Kabinettssitzung sein sollte.

Ronald Reagan

Mir ist ein Präsident lieber, der's mit Frauen treibt, als einer, der's mit seinem Land treibt.

Shirley Maclaine, Amerikan. Schauspielerin, über Bill Clinton

Wenn ein Kolonialwarenhändler in seinem kleinen Laden soviel Dummheiten und Fehler macht wie die Staatsmänner und Generäle in ihren großen Ländern, wäre er spätestens in vier Wochen bankrott.

Erich Kästner

Staatsmänner und schöne Frauen haben kein Gefühl für ihren allmählichen Verfall.

Lord Chesterfield

Regieren

Ich mache keine Witze. Ich berichte lediglich über die Arbeit der Regierung.

Will Rogers

Gaukler und Komiker liegen im Trend. Einige schaffen es bis in die höchsten Regierungsämter.

Dario Fo, Italien. Dramatiker

Der Staat als Unternehmen
Ein Unternehmen ist wie ein Baum voller Affen, alle auf verschiedenen Ästen, auf verschiedenen Höhen. Einige klettern hoch, manche machen Unsinn und manche sitzen untätig herum. Die Affen ganz oben schauen herunter und sehen einen Baum voll lachender Gesichter. Die Affen ganz unten schauen nach oben und sehen nichts als - Arschlöcher.

Konfuzius, (551-479 v. Chr.), Chines. Philosoph

Regieren ist keine Sache für Leute von Charakter und Erziehung.

Aristophanes, (um 445-385 v. Chr.), Griech. Komödiendichter

Diejenigen, die zu klug sind, um in der Politik tätig zu sein, werden dadurch bestraft, dass sie von Leuten regiert werden, die dümmer sind als sie selbst.

Platon, (427-348 v. Chr.), Griech. Philosoph

Wer sich nicht zu verstellen versteht, versteht nicht zu regieren.

Louis XI. von Frankreich, (1423-1483)

Wenn ich alle diese heutigen Gemeinwesen ringsherum vor meinem Geiste vorüberziehen lasse, kann ich – sowahr mir Gott helfe – nichts anderes sehen als die reinste Verschwörung der Reichen, die unter dem Namen und Titel für ihren eigenen Vorteil tätig sind.

Thomas Morus, (1478-1535), Engl. Staatsmann

Es werden mehr Weise von Narren als Narren von Weisen regiert.

Samuel Butler, (1612-1680), Engl. Satiriker

Es ist den Untertanen untersagt, den Maßstab ihrer beschränkten Einsicht an die Handlungen der Obrigkeit anzulegen.

Großer Kurfürst, (1620-1688)

Nichts ist gefährlicher als der Einfluss von Privatinteressen in den öffentlichen Angelegenheiten.

Jean Jaques Rousseau, (1712-1778), Philosoph und Schriftsteller

Weise Regierungen haben zwar jederzeit eingeräumt, dass vor Alters her Wunder geschehen wären, neue Wunder aber nicht erlaubt.

Immanuel Kant, (1724-1804), Philosoph

Jedes Volk hat die Regierung, die es verdient.

Joseph Maria de Maistre, (1753-1821), Frz. Philosoph

Wo Politik ist oder Ökonomie, da ist keine Moral.

Friedrich von Schlegel, (1772-1829), Kulturphilosoph und Dichter

Ein großer Staat regiert sich nicht nach Parteiansichten.

Otto von Bismarck

Der moderne Staat ist ein untermenschliches Wesen mit einem riesigen Leib und einem winzigen Kopf, mit einem unstillbaren Hunger nach Geld und Macht und sehr wenig Vernunft, sehr wenig Gewissen, sehr wenig Charakter.

Richard Graf von Coudenhove-Kalergi, (1894-1972), Schriftsteller

Der Staat nimmt und gibt. Keiner weiß wirklich, ob er noch Gewinner oder schon Verlierer ist.

Josef Schlarmann

Frage nicht, was der Staat für dich tun kann, sondern was du tun kannst, damit dir der Staat nichts tut.

Reinhard Ulbricht

Die Dummheit von Regierungen sollte niemals unterschätzt werden.

Helmut Schmidt, SPD, Alt-Bundeskanzler

Sie werden es nicht glauben, aber es gibt soziale Staaten, die von den Klügsten regiert werden; das ist bei den Pavianen der Fall.

Konrad Lorenz, (1903-1989), Österr. Verhaltensforscher

Der Wahn aller Regierungen vom Minister bis zum Pedell herab ist, dass das Regieren ein großes Geheimnis sei, welches dem Volke zu seinem Besten verschwiegen werden müsse.

Ludwig Börne, (1786-1837), Schriftsteller

Die Kunst des Regierens ist das Organisieren des Götzendienstes.

George Bernard Shaw

Eine konservative Regierung ist eine organisierte Heuchelei.

Benjamin Disraeli

Konservative sind nicht notwendigerweise dumm, aber die meisten dummen Menschen sind Konservative.

John Stuart Mill, (1806-1873), Brit. Philosoph

Regierung: Blinde Führer von Blinden.

Arno Schmidt

Bullshit (zu Deutsch etwa: Scheißdreck) ist überall, wo Menschen jemanden manipulieren, eine Wahl gewinnen oder ein Produkt verkaufen wollen. Insofern sind Regierungszentralen und PR-Firmen, Werbeagenturen, Talkshow-Studios und wohl auch Redaktionen wahre Brutstätten des Bekloppten geworden.

Der Spiegel, 24/2006

Die Deutschen haben einen so ungeheuren Sinn für Karikaturen, dass sie sich sogar von Karikaturen regieren lassen.

Thaddäus Troll

In manchen Ländern sind Satiriker überflüssig – die Regierung macht sich selbst lächerlich.

Alexander Roda Roda, (1872-1945), Österr. Schriftsteller

Heute quatscht unsere Regierung jeden Tag anderes Zeug, und das färbt zwangsläufig auf die Menschen ab.

Peter Sodann, Schauspieler

Zuweilen ähnelt die Bundesregierung einer psychiatrischen geschlossenen Anstalt.

Margot Scholz

Wahr ist: Jedes Volk kriegt die Regierung, die es verdient. Leider nicht wahr ist: Jede Regierung kriegt vom Volk, was sie verdient.

Werner Lutz

Eine Regierung ist – nicht Ausdruck dessen, was ein Volk will,
sondern Ausdruck dessen, was es erträgt.

Kurt Tucholsky

– das einzige Schiff, von dem bekannt ist,
dass es an der Spitze leckt.

James Reston

Ich stehe hinter jeder Regierung, bei der ich nicht sitzen muss, wenn ich nicht hinter ihr stehe.

Werner Finck

Regierungen leisten sich fast alles – außer dem Geständnis, einen Fehler gemacht zu haben.

Walter Lippmann, (1889-1974), Amerikan. Publizist

Eine Regierung, die Peter ausraubt um Paul zu bezahlen, kann sich Pauls Unterstützung immer sicher sein.

George Bernard Shaw

die nichts wert ist, kostet am meisten.

Lothar Schmidt

Immer, wenn wir glauben, es könne uns nicht mehr schlechter gehen, kommt eine Regierung und erreicht's.

George Bernard Shaw

Ich bin überzeugt, dass sämtliche Regierungen von Übel sind und dass der Versuch, sie zu verbessern, weitgehend Zeitverschwendung darstellt.

H.L. Mencken, (1880-1956), Amerikan. Schriftsteller

Es ist beruhigend, festzustellen, dass die, die uns regieren, eigentlich gar kein Volk brauchen.

Dieter Hildebrandt

Regierungserklärungen verraten von einer Regierung genauso viel wie Hochzeitsfotos von einer Ehe.

Wolfram Weidner

In alten Märchen steckt oft mehr Wahrheit als in neuen Regierungserklärungen.

Werner Mitsch

Regierungssprecher sind wie Wasserspeier an alten Kathedralen: man
bestaunt den kunstvollen Strahl und vergisst dabei, dass es ganz ge-
wöhnliches Wasser ist.

Cesara Pavese, (1908-1950), Italien. Schriftsteller

Was die Kosmetik für Damen, ist der Regierungssprecher für die Regierung.

Hanno Nühm

Ein guter Regierungssprecher versteht es, aus Magermilch Schlagsahne
zu machen.

George F. Kennan, Amerikan. Diplomat

Das Schöne am Job einer Regierungschefin ist: Man kommt 'rum in der
Welt, trifft interessante Leute und leidet selten Mangel an frischen Blu-
men.

Stern, 43/2007

Honecker würde die Brust schwellen, wenn er je geahnt hätte, dass aus
der von ihm einst gegründeten und geleiteten „Freien Deutschen Ju-
gend" einmal eine Bundeskanzlerin hervorgeht. Immerhin war die FDJ
die Kampfreserve der Partei und Frau Merkel gehörte dazu.

Annamaria Engert

Am liebsten macht die Chefin alles selbst – ihre Detailversessenheit ist legendär, sie liest wirklich Akten, die Frau. Die großen Linien geraten dabei aus dem Blick.

Stern, 28/2006

Die Union ist nicht Angela Merkel. Sie ist nicht ostdeutsch, protestantisch und weiblich, sondern westdeutsch, konservativ und männlich.

Sigmar Gabriel, SPD, Bundesumweltminister

Mal bin ich liberal, mal bin ich konservativ, mal bin ich christlich-sozial.

Angela Merkel, Bundeskanzlerin

Fleischgewordene Konzeptionslosigkeit: Bundeskanzlerin.

Urban Priol, Kabarettist

Koalition ist das Kunststück, den rechten Schuh auf dem linken Fuß zu tragen, ohne Hühneraugen zu bekommen.

Guy Mollet, (1905-1975), Frz. Politiker

In einer Koalition liegt immer der Versuch nahe, den Eindruck zu erwecken, dass man selber den Käse produziert und nur die Löcher vom Partner stammen.

Hector Minguez

Wenn sich der Müller mit dem Kaminfeger prügelt, wird der Müller schwarz und der Kaminfeger weiß.

Jüdisches Gleichnis

In einer Koalition ist es ganz natürlich, dass der Schwanz mit dem Hund zu wedeln versucht. Es kommt nur darauf an, ob der Hund sich das gefallen lässt.

Amintore Fanfani

Die große Koalition ist die formierte Gesellschaft des Parlaments zur Abwehr missgünstiger Wahlergebnisse.

Helmar Nahr

Eine große Koalition ist demokratie-theoretisch ein Problem, weil die Machtfülle ein Problem werden könnte. In der Praxis droht nun das Gegenteil. Die Macht der Volksparteien addiert sich nicht, sei hebt sich auf. Damit wäre die große Koalition überflüssig.

Anonym

Das Beste, was man erwarten kann, ist, dass diese Koalition gewaltfrei zu Ende geht.

Dirk Niebel, FDP-Generalsekretär.

Die Abkürzungen der Koalitionsparteien stimmen, aber die Worte dazu nicht: Die Scheinheiligenpartei Deutschlands und die Chancendemolierungsunion...

Andreas Grabher

Eine zu Ende gehende Koalition ist wie ein überreifer Camembert: die Sache stinkt.

Mario Scelba

Wer am lautesten quakt, wird bei den Fröschen König und bei den Menschen Minister.

Werner Mitsch

Wir haben diskutiert, wer denn als Kulturstaatsminister in Frage käme, und da kam ich auf mich selbst.

Bernd Neumann zu seiner Nominierung

Minister sind Baumeister am Staatsgebäude, aber sie kommen meistens vor lauter Plänen zu keiner rechten Arbeit; gewöhnlich helfen sie beim Flicken und verstehen am besten das Verputzen.

Moritz Gottlieb Saphir

Wenn man sieht, wie Minister von heute auf morgen in ein anderes Ressort wechseln, kommt man unwillkürlich zu den Schluss, dass ein Minister der einzige hochbezahlte Posten ist, den Ungelernte ausüben können.

Franchi

Als Ministerialrat braucht der Mensch eine Ausbildung und ein möglichst gutes Examen, Minister hingegen kann jeder werden.

Helmut Markwort

Herr von und zu Guttenberg war bisher Außenpolitiker, dann Wahlkampfmanager. Offenbar genügt es in der Union, dass man lesen und schreiben kann, um Wirtschaftsminister zu werden.

Rainer Brüderle, FDP

Eher,..., bricht sich einer, der auf einen Stuhl steigt, ein Bein, als dass einem deutschen Minister etwas passiert und wenn er noch so viel Böses angerichtet hat.

Kurt Tucholsky

Minister fallen wie Butterbrote, gewöhnlich auf die gute Seite.

Ludwig Börne

Inwiefern sind Minister und Pantoffeln sich oft so gleich? Man gewinnt beide oft erst dann lieb, wenn sie abgetreten sind.

Moritz Gottlieb Saphir

Der Fisch beginnt meist am Kopf zu stinken.

Sprichwort

Es ist das Recht eines Volkes, die Regierung zu ändern und abzuschaffen und eine neue Regierung einzurichten, falls eine Regierung die Rechte des Volkes missachtet.

Aus der amerikanischen Unabhängigkeitserklärung
vom 4.7.1776

Der Weg, auf dem eine Regierung zu Grunde geht, ist der, wenn sie bald dies, bald jenes tut, wenn sie heute etwas zusagt und dies morgen nicht mehr befolgt.

Otto von Bismarck

Wenn eine Regierung nicht regieren kann, hört sie auf, legitim zu sein, und es hat, wer die Macht hat, auch das Recht, sie zu stürzen.

Theodor Mommsen, (1817-1903), Historiker

Seit undenklichen Zeiten ist es das Recht der Untertanen, einer Obrigkeit, die schlecht regiert, die Mitwirkung zu versagen.

Mahatma Gandhi, (1869-1948), Ind. Politiker

Das Befolgen aller Normen und Vorschriften der Staatsgewalt macht den Menschen zu einer Marionette, die – überdrüssig – irgendwann ihre Fäden abschneidet und sich entweder Schlaftabletten oder eine Schrotflinte kauft ... zum Amok.

Arthur Schopenhauer

Regierungen muss man wechseln wie Windeln –
und das aus denselben Gründen.

Pete Pampers

Opposition

Politik ist wie Theater. Und Aufgabe der Opposition ist es, die Regierung abzuschminken, während die Vorstellung noch läuft.

Jaques Chirac, Frz. Politiker

Opposition: In der Politik jene Partei, die die Regierung daran hindert, Amok zu laufen, indem sie ihr die Kniekehlen durchschneidet.

Ambrose Bierce

Opposition ist die Kunst...

- der Regierung so das Bein zu stellen, dass der Wähler als Schiedsrichter darin kein Foul sieht.

Henri Tisot

- den Ast, auf dem die Regierung sitzt, nur soweit anzusägen, dass man selber noch darauf Platz nehmen kann.

Carlo Manzoni

- so geschickt dagegen zu sein, dass man später dafür sein kann.

Charles Maurice de Talleyrand

- etwas zu versprechen, was die Regierung nicht halten kann.

Harold George Nicolson

Wer an der Regierung sitzt, muss Brände sofort löschen. Die Opposition kann über die Verbesserung der Feuerwehr in Ruhe nachdenken.

Norbert Blühm, CDU, Ex-Sozialminister

Oppositionelle sind Andersdenkende, die allein schon deshalb alles besser wissen, weil keine Gefahr besteht, es beweisen zu müssen.

Ron Kritzfeld

Im Schützengraben der Verantwortlichkeit hat man mehr Verluste als in der Etappe der Opposition.

Gustav Stresemann, (1876-1926), Staatsmann

Die Opposition bestimmt die Nichtlinien der Politik.

Walter Scheel, Alt-Bundespräsident

Ich hätte gern ein Regierungssystem, in dem die, die etwas tun wollen, an der Macht sind – und die – die gerne reden, die Opposition bilden.

Edward Heath, Brit. Politiker

Viele Politiker, die in der Opposition geschmeidige Düsenjäger waren, werden an der Macht bedächtige Segelflieger.

Ignatio Silone, (1900-1978), Italien. Schriftsteller

Opposition kann ich jetzt. Beim nächsten Mal werde ich regieren – egal mit wem.

Guido Westerwelle, FDP-Chef

Politik ist meine Leidenschaft und Berufung. Die Vorstellung, dass ich dies nur in der Regierung fortsetzen könne, ist falsch.

Guido Westerwelle

Man sollte der Opposition stets einen Knochen zum Nagen lassen, damit sie nicht unter Beschäftigungsmangel leidet.

Joseph Joubert, (1754-1824), Frz. Moralist

Opposition ist Mist.

Franz Müntefering

Politik des Lebens:
Die Wirklichkeit ist stets in der Opposition.

Paul Valery, (1871-1945), Frz. Schriftsteller

Bundestag und Abgeordnete

Die Treppe zum Berliner Reichstag entspricht nicht der DIN-Norm. Ausgerechnet an ihrem Vorzeigegebäude verstoßen die Verantwortlichen gegen ihre Grundsätze.

Siegfried Schmid

Nun, wir wollen nicht klagen. Dafür, dass es noch 1918 geheißen hat: „Frauen, Kinder und Schwachsinnige haben keinen Zutritt zum Parlament", sind wir ganz schön weit. Inzwischen haben immerhin schon Schwachsinnige Zutritt.

Lisa Fitz, Kabarettistin

Alkohol ist ein unverzichtbares Produkt. Es macht Millionen von Menschen ein Leben erträglich, das sie nicht durchstehen könnten, wenn sie nüchtern wären. Und er versetzt Parlamente in den Stand, nachts um elf Dinge zu tun, die kein gesunder Mensch um elf Uhr morgens tun würde.

George Bernard Shaw

Bundestag: Eine Alkoholikerversammlung, die teilweise ganz ordinär nach Schnaps stinkt.

Joschka Fischer, Ex-Bundesaußenminister

Wenn nach Goethe die Politik „eine Hure" ist, was ist dann ein ganzes Parlament?

Hans-Horst Skupy

Der Parlamentarismus ist die Kasernierung der politischen Prostitution.

Karl Kraus

Bundestag? Organisiertes Versprechen.

Klaus Klages

Manchmal fragt man sich im Bundestag, was leerer ist: die Reihen der Abgeordneten oder das Gerede der letzten Abgeordneten.

Christian Dahme

Unsere Streitkultur ist sehr laut geworden – aber leider auch sehr flach.

Horst Köhler, Bundespräsident.

Ich mache mir über die Kulturlosigkeit dieses Hauses (des Bundestages) schon lange keine Illusionen mehr.

Lothar Bisky

Wenn Heuchelei dick machen würde, bräuchte jedes Parlament Flügeltüren.

Claus Jacobi

Am faulsten sind die Parlamente, die am stärksten besetzt sind.

Winston Churchill

Parlamente sind die Feigenblätter der Diktaturen.

Rudolf Rolfs

Ich weiß gar nicht, warum ARD und ZDF derzeit so viele Narrensitzungen ausstrahlen. Als ob's nicht ausreichen würde, dass Phönix das ganze Jahr lang Bundestagsdebatten überträgt.

Freie Presse, 17./18.2.2007

Parlamentarischer Untersuchungsausschuss: Teppichklopfer, die gerade so stark drauflosschlagen, dass es nicht staubt.

Enrique Morales

Die Grünen haben sowieso ein neurotisches Verhältnis zu parlamentarischen Untersuchungsausschüssen. Die würden am liebsten einen beantragen, um sich selbst zu untersuchen.

Thomas Oppermann, SPD-Parlamentsgeschäftsführer

Wenn man früher unfähig war, wurde man Fotograf, heute wird man Abgeordneter.

Guy de Maupassant, (1850-1893), Frz. Schriftsteller

Nehmen wir an, Sie wären ein Idiot, und nehmen wir weiter an, Sie säßen im Parlament... Aber ich wiederhole mich.

Mark Twain

Der Parlamentarier ist ein Mensch, der das Glück hat, dass sich sein Auftraggeber nur alle vier Jahre um ihn kümmert.

Anonym

Wenn jedes Jahr Bundestagswahlen wären, bliebe dem deutschen Michel zu wenig Zeit, Wahlversprechen zu vergessen.

Eric Wolf

Abgeordneter: Ein Herr, der sich um die Interessen seiner Wähler kümmert, wenn deren Interessen nicht seinen eigenen zuwiderlaufen.

Ambrose Bierce

Autoverkäufer verkaufen Autos,
Versicherungsvertreter Versicherungen,
Und Volksvertreter?

Stanislaw Jerzy Lec

Diäten sind der geglückte Versuch von Parlamentariern, die eigenen fetten Einkünfte durch einen Begriff zu verschleiern, die den gewöhnlichen Bürger an magere Schonkost und Hungerkuren erinnern.

Ron Kritzfeld

Ämter und Bürokratie

Stirbt ein Bediensteter während einer Dienstreise, so ist damit die Dienstreise beendet.

Bundesreisekostengesetz vom 13.11.1973

Besteht der Personalrat nur aus einer Person, erübrigt sich die Trennung nach Geschlechtern.

Aus deutschen Gesetzen

Nach Einbruch der Dämmerung ist mit Dunkelheit zu rechnen.

Aus Dienstvorschriften der Bundeswehr

Der Tod stellt aus versorgungsrechtlicher Sicht die stärkste Form der Dienstunfähigkeit dar.

Aus deutschen Gesetzen.

Treffen Einfalt und Gründlichkeit zusammen, entsteht Verwaltung.

Oliver Hassencamp

Kleinkariertheit schreit nach Richtlinien.

Werner Mitsch

Behörden sind Hürden, die alles Mögliche behindern.

Klaus Klages

Ochsen gehören auf den Acker und nicht ins Rathaus.

Sprichwort

Platzt die Verwaltung aus allen Nähten,
steigen Steuern und Diäten.

Helmar Nahr

Der Bürokrat tut seine Pflicht
Von neun bis eins. Mehr tut er nicht.

M. West und L. Held

Es ist immer besser, dass ein Amt geringer ist als die Fähigkeiten.

Georg Christoph Lichtenberg

Wem Gott ein Amt gibt, dem raubt er den Verstand.

Erich Kästner

Kleinlebewesen vermehren sich durch Zellteilung, Bürokraten durch Arbeitsteilung.

Jerry Lewis, Amerikan. Filmschauspieler

Die Bürokratie ist ein gigantischer Mechanismus, der von Zwergen bedient wird.

Honore de Balzac, (1799-1850), Frz. Schriftsteller

Die Vollbeschäftigung der Behörden ist immer garantiert, denn Beamte schaffen sich gegenseitig so viel Arbeit, dass sie ständig genug zu tun haben.

Cyril Northcote Parkinson, (1909-1993), Brit. Publizist

Bürokraten haben immer recht. Sie halten sich an ihre Vorschriften, und die Vorschriften stimmen immer. Nur das Leben weicht manchmal von den Vorschriften ab; das ist das Dumme.

Aurel Schmidt

Wenn man den ganzen Tag nichts als Vorschriften liest, verdummt man.

Kurt Tucholsky

Haben wir eigentlich soviel Beamte, weil wir so viele Vorschriften haben, oder haben wir so viele Vorschriften, weil es so viele Beamte gibt?

Ulrich Goll

Der Bürokrat ist ein Katalysator, seine Anwesenheit genügt zur Aufrechterhaltung der Bürokratie, ohne dass er sich dabei verbraucht.

Ron Kritzfeld

Überspitzt ausgedrückt hat der Beamtensenat des Bundesverwaltungsgerichtes gesagt, Beamte werden für ihre Existenz bezahlt, aber nicht für ihre Tätigkeit.

Thilo Sarrazin, SPD, Berlins Ex-Finanzsenator

Beamte sind Leute, die ihr Leben lang sitzen, ohne verurteilt worden zu sein.

Alberto Sorda

Bürokraten setzen sich selbstlos und undogmatisch für Menschen ein, wenn es ihre Vorgesetzten sind.

Andre Brie

Die Beharrlichkeit von Bürokraten verhält sich umgekehrt proportional zur Bedeutsamkeit der Sache.

Bernhard Levin

Man sollte diese Beamten stets mit der Nase in ihren eigenen Unrat stoßen – sie werden zwar nicht stubenrein davon, aber tut man nichts, werden sie übermütig.

Kurt Tucholsky

Es gibt Leute, die halten selbst den Furz des Vorgesetzten für eine Weisung.

Thomas Trautmann

Wenn Amtsgeheimnisse gelüftet werden, gibt es Stunk.

Joachim Ringelnatz, (1883-1934), Schriftsteller

Es gilt als erwiesen, dass es immer noch gesünder ist, im Büro zu schlafen, als einfach untätig herumzusitzen.

Anonym

Wohin kämen wir denn, wenn der „Oberaufseher" dem „Unteraufseher" nicht beibrächte, dass es in Deutschland eine soziale Stufenleiter gibt?

Kurt Tucholsky

In der Hierarchie neigt jeder Beschäftigte dazu, bis zur Stufe der Inkompetenz aufzusteigen.

Laurence J. Peter

Dass man mit dem Dienst nach Vorschrift die Vorschriften lächerlich manchen kann, ist eine herrliche Pointe der Bürokratie.

Cyril Northcode Parkinson

Hätte ein Bürokrat die Welt erschaffen, wären wir noch bei der Sintflut.

Jerzy Jurandot

Die Zehn Gebote sind deshalb so einfach und klar, weil keine Expertenausschüsse mitgearbeitet haben.

Charles de Gaulle

Wenn du vorhast zu sündigen, sündige gegen Gott, nicht gegen die Bürokratie. Gott wird dir vergeben, die Bürokratie nicht.

Hyman Rickover

In der Natur beginnt die Fäulnis mit dem Tode; die Bürokratie dagegen fault zuerst, dann stirbt sie.

Henryk Sienkiewicz, (1846-1916), Poln. Schriftsteller

Wenn es einen Nobelpreis für Bürokratie gäbe, würde er immer nach Deutschland gehen.

Richard Ernst, Schweizer Nobelpreisträger

Wahlen

Früher fingen Märchen immer mit den Worten „Es war einmal" an.
Heutzutage beginnen sie alle mit „Wenn ich gewählt werde".

Carolin Warner

Der Politiker, der ehemals lernen musste, wie man Königen schmeichelt, muss jetzt lernen, wie man die Fantasie der Wähler bezaubert, unterhält, bestrickt, beschwindelt, erschreckt oder sonst wie verblüfft.

George Bernard Shaw

Nur die allerdümmsten Kälber
wählen ihre Metzger selber.

Bertolt Brecht

Wenn Politiker anfangen, die Farbe des Windes zu beschreiben, stehen bald Wahlen ins Haus.

Robert Lembke

Nie wird soviel gelogen wie vor Wahlen, im Kriege und nach der Jagd.

Otto von Bismarck

Wenn   Politiker für's Volk Schaulaufen,
       sich Showmaster und Demagogen gegenseitig überbieten,
       aus Krähen Kanarienvögel werden,
       Parolen das Denken verdrängen,
       es mal wieder eine Zukunft gibt,
       Politgreise auf jung und dynamisch mimen,
       im Parlament die Fetzen fliegen,
       Parteiprogramme weich gespült und
       Omis geknutscht werden,
       sich unter Politikern die Balken biegen,
       Optimismus verordnet wird,
       Realpolitiker resignieren und
       die Politverdrossenheit ihren Höhepunkt erreicht,
dann   ist Wahlkampf.

Eric Wolf

Im Wahlkampf muss man mit dem Wortschatz des Kindergartens und mit der Grammatik des Computers auskommen.

Hans Magnus Enzensberger, Schriftsteller

Freundlich lächelnde Quallen haben bei Wahlen oft gute Aussichten. Weil sie politisch keine Kanten haben, ecken sie nirgends an. Das hält der Wähler dann schon für Überlegenheit.

Carlo Franchi

Dem Wiesn-Besucher ist der Wahlkampf wurscht. Der eine oder andere wird allerdings am Sonntagabend etwas zu feiern haben – wahrscheinlich eher der andere.

Christian Ude, SPD, Münchner Oberbürgermeister

Ich liebe Politiker auf Wahlplakaten. Sie sind tragbar, geräuschlos und leicht zu entfernen.

Loriot

Kennen sie nicht den Unterschied zwischen Wahlkampf und Karneval? Im Karneval wird immer die Wahrheit gesagt.

Werner Balschun

Die Erfahrung lehrt uns, dass bisher alle ehrlichen Politiker bei Wahlen verloren haben.

Hanna Suchocka

Der Baron von Münchhausen wäre ein ausgezeichneter Wahlkampfleiter gewesen.

Helmut Quatlinger

Wenn die Menschen aus den Ferien zurückkommen, neigen sie dazu, sogar die Regierung etwas milder zu beurteilen. Ein geschickter Regierungschef setzt Wahlen daher für den Frühherbst an.

David Frost

Von mündigen Bürgern wird erwartet, dass sie einmal zur Wahlzeit ihre Stimme für die richtige Partei erheben und danach den Mund halten.

Ron Kritzfeld

Keiner sieht ein Übel und wählt es, sondern man lässt sich täuschen, weil man es im Vergleich mit einem anderen noch größeren Übel für ein Gut hält.

Epikur, (341-271 v. Chr.), Griech. Philosoph

Man wähle von zwei Politikern das kleinere Übel.

Alexander Roda Roda

Hat der Wähler nur ein Übel vor sich, herrscht Diktatur; stehen ihm zwei oder mehrere zur Auswahl, Demokratie.

Eric Wolf

Wie soll der Wähler wissen, was er wählen soll, wenn die Politiker nicht wissen, was sie tun sollen?

Theo Waigel, CSU, Ex-Finanzminister

Eine Sau kann man schätzen, den Wähler nicht.

Ernst Pfister, FDP-Wirtschaftsminister in Baden-Württemberg

Wähler geben an der Urne ihren Wunschzettel ab. Die Bescherung kommt später.

Eric Wolf

Politiker rechnen so sehr mit der Stimme des Wählers, dass sie nicht dazu kommen, sie zu hören.

Werner Schneyder

Politik ist die Anpassung des Wählerwillens an die Absichten der Regierung.

Helmar Nahr

Wir sollten wählen, um regiert zu werden. Heute werden wir regiert um zu wählen.

Theodor Eschenburg, (1904-1999), Politikwissenschaftler

Das Regieren in einer Demokratie wäre viel einfacher, wenn man nicht immer wieder Wahlen gewinnen müsste.

Georges Clemenceau, (1841-1929), Frz. Politiker

Immer mehr Politiker sind wählerverdrossen.

Anonym

Es wäre doch einfacher, wenn die Regierung das Volk auflöste und ein anderes wählte.

Bertolt Brecht

Der Behauptung, dass Politiker nicht denken können, ist zu widersprechen. Jeder Politiker denkt – an die nächsten Wahlen.

Markus M. Ronner

Wir sitzen alle in einem Boot, sagen Politiker, wenn sie ans Ruder kommen wollen.

Werner Mitsch

Politiker wollen Wahlen gewinnen – und gewählt wird, wer am meisten verspricht.

Rainer Tittelbach

Der Wurm muss dem Fisch schmecken und nicht dem Angler.

Helmut Thoma

Das Wahlprogramm von Edmund Stoiber enthält so viel heiße Luft, dass man damit ganz Bayern einschließlich der Alpen beheizen könnte.

Wolfgang Clement, SPD, Ex-Wirtschaftsminister

Stoiber will, dass zwischen dem TV-Duell und der Wahl möglichst viel Zeit ist, damit seine Berater erläutern können, was der Kandidat eigentlich sagen wollte.

Mathias Machnig, SPD

Verbrecher kehren manchmal an den Ort ihres Verbrechens zurück. Politiker werden wiedergewählt.

Karel Trinkewitz

Demokratie? Das ist, wenn man alle vier Jahre die Chance hat zu wählen, von wem man verarscht wird.

Georg Preuße alias Mary

Focus-Fragebogen (44/2008)
Focus: Welches politische Projekt würden Sie beschleunigt wissen wollen?
Prügelstrafe für Politiker, die nach der Wahl was anderes tun, als sie vorher versprochen haben.

Franz Xaver Kroetz, Schriftsteller

Wenn Wahlen irgend etwas verändern würden, wären sie schon längst verboten.

Anonym

Parteien

Eine Partei ist ein Zweckverband, um Menschen in Stellungen zu bringen, für die das eigene Können nicht ausgereicht hätte.

Thaddäus Troll

Partei:

- Vorteil für wenige und Schwachsinn für viele.

Alexander Pope, (1688-1744), Engl. Dichter

- Die Kampfgemeinschaft von Intimfeinden.

Helmar Nahr

- Eine Art Verschwörung gegen den Rest der Nation.

Marquis of Halifax, (1881-1959), Engl. Politiker

- Die Gesamtheit jener, die sich einbilden,
  derselben Meinung zu sein.

Charles Tschopp

Parteien wirken bei der politischen Willensbildung des Volkes mit.
(Artikel 21 des Grundgesetzes)
Damit es willig bleibt...

Eric Wolf

Der Parteigeist ist nur gut für Leute, die sonst keinen Geist haben.

Daniel Spitzer

Sonst leidlich vernünftige Leute – sobald sie aufs Kampffeld der politischen Parteien kommen, sind sie blinde Zänker, Spitzbuben und Toren.

Peter Rosegger, (1843-1918), Österr. Schriftsteller

Jede Partei braucht Totempfähle, um die sich die Anhänger versammeln können, ideologische Lagerfeuer, die Wärme und Zusammenhalt garantieren.

Anonym

Parteien sind Heimatvereine, in denen man sich gegenseitig versichert, dass man auf der richtigen Seite steht.

Anonym

Parteien leben von der Unverwechselbarkeit ihres Milieus: Was für die einen die Fronleichnamsprozession ist, ist für die anderen die 1.-Mai-Demonstration.

Der Spiegel, 33/2006

Fast jede politische Partei hat irgendwo ein Skelett im Schrank, von dem sie hofft, dass es nie gefunden wird.

Carlo Nervi

Was eine Partei am politischen Höhenflug hindert, sind ihre Flügel.

Lothar Schmidt

Wer einer Partei treu bleiben will, muss oft seine Meinung ändern.

Anonym

Wer Verbundenheit zur Partei als Ausdruck von Geradlinigkeit und Charakterstärke definiert, lebt heute offenbar auf einem anderen Stern.

Freie Presse, 10.7.2007

Die Steigerung von Feind ist Parteifreund.

Anonym

Freund ist, wer dich für gutes Schwimmen lobt, nachdem du gekentert bist.

Werner Schneyder

Politische Freunde sind keine Menschen, mit denen man Pferde stehlen kann. In keiner Partei.

Helmut Markwort

Die Verteilung von Schlaubergern und Deppen auf die Parteien folgt der Normalverteilung in der Bevölkerung.

Peer Steinbrück, SPD, Finanzminister

Die politischen Parteien bemühen sich um mehr Nähe zu ihren Wählern. Kein Wunder, so können sie ihnen besser in die Taschen fassen.

Ove Lieh

Der Einzige, der aus dieser Koalition nah bei den Menschen ist, ist Herr Schäuble mit seinen Kameras, Mikrofonen, Trojanern und Spürhunden.

Gesine Lötzsch

Eines kann man mit ziemlicher Sicherheit sagen: Je mehr in einer Partei von Solidarität geredet wird, desto weniger praktiziert man sie.

Mario Scelba

Das sicherste Anzeichen dafür, dass man sich auf dem falschen Weg befindet, ist der Beifall der Gegner.

Mario Scelba

Die Fehler der anderen haben einen hohen Unterhaltungswert.

Norbert Stoffel

Der bequemste Standort ist prinzipiell auf den Zehen des politischen Gegners.

Georges Clemenceau

In Deutschland reicht es, eine gute Rede zu halten, und man wird zum Parteivorsitzenden gewählt.

Bodo Hauser

Der Parteivorsitzende ist die Nummer eins. Fertig ist der Lack.

Peer Steinbrück

Generalsekretär einer Partei:
Wer in diesem Amt den politischen Gegner nicht wenigstens einmal täglich stramm beleidigt, ist ein glatter Versager.

Neues Deutschland, 30.10.2007

Generalsekretäre sind zuständig fürs Grobe. Sie sind die Kampfschweine der Parteien und müssen nicht jedes Wort auf die Sprachwaage legen, wenn sie den politischen Gegner attackieren.

Helmut Markwort

Wenn sie Grundsatzprogramme lesen, dann ist das so, wie wenn sie sonntags in die Kirche gehen. Das hat alltags noch nie etwas bewirkt.

Jürgen Trettin, Grünen-Politiker

Man sieht bekanntlich an winzigen Dummheiten mehr als an großen politischen Programmen.

Kurt Tucholsky

Grundsatzdiskussionen gehören nicht ins Sommertheater, sondern in die Gremien der Partei.

Volker Kauder belehrt Jürgen Rüttgers, CDU

Ein Konservativer ist ein Mensch mit zwei völlig gesunden Beinen, der nie laufen gelernt hat.

Franklin D. Roosevelt

Konservative sind

- sehr für den Fortschritt, sofern er
  auf der Stelle tritt.

Norman Mailer, Amerikan. Schriftsteller

- mit bestehenden Übeln zufrieden; Liberale
wollen sie durch neue Übel ersetzen.

Anonym

Eigentlich brauchen die deutschen Konservativen keine Mehrheit, denn
auf die Dummheit der SPD war immer Verlass.

Thomas Klikauer

Wiss', dass man zwölf Parteien find't,
wo nur ein Dutzend Deutsche sind,
und, wenn sie sich erst unterhalten,
wollen sie sich auch noch spalten.

Daniel Sanders

Hier ist die Mitte. Hier in der Mitte sind wir – und nur wir.

Angela Merkel, CDU-Vorsitzende und Bundeskanzlerin, 2007

Wir sagen auch, wir sind die Partei der Mitte.

Ulla Schmidt, SPD, Bundesgesundheitsministerin, 2007

Die Mitte ist so voll, da kriegen sie nicht einmal einen Stehplatz.

Björn Engholm, früherer SPD-Vorsitzender

Viele Politiker sind Männer der Mitte, weil sie sich hinten und vorne
nicht auskennen.

Anonym

Die neue Mitte (in der SPD) begann mit Anzügen, die gut saßen, und endete mit verlorenen Wahlen.

Der Spiegel, 25/2006

Das ist ein wesentlicher Unterschied zwischen den Volksparteien: Bei uns arbeitet man miteinander, bei den Sozialdemokraten arbeitet man offenkundig gegeneinander.

Christian Wulff, CDU, Niedersachsens Ministerpräsident

Wir erwarten auch, dass die Unionsministerpräsidenten ihrer Parteivorsitzenden und Kanzlerin das Leben nicht immer so schwer machen.

Hubertus Heil, SPD-Generalsekretär

Wenn die CDU sich immer weiter sozialdemokratisiert, freut uns das.

Peer Steinbrück, SPD

Er ist einer der letzten wirklich bekannten deutschen Sozialdemokraten.

Guido Westerwelle, FDP, über Horst Seehofer, CSU

Die SPD ist auf den Hund gekommen, indem sie sich an den Katzentisch der CDU setzte.

Hades

Nachdem er sich in der anarchistischen Partei unmöglich gemacht hatte, blieb ihm nichts anderes übrig, als ein nützliches Mitglied der bürgerlichen Gesellschaft zu werden und in die Sozialdemokratie einzutreten.

Karl Kraus

Ich glaube nicht, das Wort „Sauhaufen" jemals öffentlich hörbar für meine Partei gebraucht zu haben.

Helmut Schmidt

Anderthalb Jahrhunderte sind ein verdammt hohes Alter für eine Partei, und so könnte es die SPD verdient haben, friedlich einzuschlafen.

Brigitte Seebacher-Brandt

Ich muss ja langsam als Bundesumweltminister aufpassen, dass die SPD nicht auf die Rote Liste kommt.

Sigmar Gabriel, SPD

Die SPD klärt völlig eigenständig, wie zerstritten sie ist, wen sie demoliert und wen sie möglicherweise aufs Podest stellt. Wir nehmen jeden, der kommt.

Ronald Pofalla, CDU-Generalsekretär

Ginge die Sozialdemokratie zum Arzt und ließe sich wegen des Verdachts auf unheilbaren Mitgliederschwund und Rückgratschaden durchchecken – garantiert lautete das Ergebnis der Untersuchung: Befund positiv!

Hades

Du brauchst in Bayern bloß in die SPD eintreten, dann bist du im Fegefeuer.

Franz Xaver Kroetz

Die Partei (CDU) schätzte immer das Behäbige und Behagliche, sie war immer darum bemüht, ihre Wähler vor den Stürmen des Wandels zu schützen.
Eine „Schutzmacht der Langsamkeit" nennt Politikforscher Walter die CDU.

Spiegel, 33/2006

Sie (die CDU) soll nicht mehr nach Sauerbraten und Schützenfest riechen, die Union soll endlich großstädtischer wirken, weltgewandter, irgendwie cooler.

Anonym

Der Vater des Wirtschaftswunders (Ludwig Erhard) und Kanzler (der CDU) war nie in der CDU.

Focus, 18/2007

Die CSU stand mal in der Bundesrepublik für den starken bayerischen Löwen. In dieser Koalition ist sie ein miauendes Miezekätzchen, das von Herrn Müntefering gekrault wird.

Guido Westerwelle, 2006

Der Transrapid sollte in München zwischen Staatskanzlei und Partei-
zentrale hin- und herfahren, damit die internen Kommunikationsprob-
leme bei der CSU schneller und geräuschloser behoben werden können.

Dirk Niebel, FDP-Generalsekretär

Die CSU ist die Partei der alten Herren und der jung Vergreisten.

Claudia Roth, Grünen-Chefin

Das ist der typische Theaterdonner der CSU: Die schlägt sich wie ein
Orang-Utan auf die Brust, und am Schluss hat sie ein Komma im Ge-
setzestext versetzt.

Ludwig Stiegler, SPD

Diese CSU erinnert mich verdammt an einen Brummkreisel – dreht
sich wahnsinnig schnell um sich selbst, brummt ziellos vor sich hin,
eckt überall an und fällt am Ende nutzlos um.

Renate Künast, Grünen-Fraktionschefin

Viel Spaß beim Heucheln und Meucheln.

Riesiges Plakat der SPD vor der Tagungshalle
des CSU-Parteitages Ende Sept. 2007 in München

Parteipolitik heißt heute Machtstreben oder –erhalt – nicht viel mehr.

Ulrich Wickert

Welchen Wein die Parteien auch immer verheißen: Wenn sie zur Regierung kommen, verdünnen sie ihn immer mit demselben Wasser.

Alexander Roda Roda

Wenn die Marktwirtschaft Fortschritte macht, werden sich nicht nur Produkte, sondern auch Parteien immer ähnlicher. Das erschwert bei Wahlen den Kauf.

Eric Wolf

Weder die Regierungsparteien noch ihre politischen Gegner haben für das die Menschen drängendste Problem auch nur ansatzweise eine Lösung – das eint sie.

Christian Meier

Politiker

Politiker sind Hoffnungsträger: Sie tragen unsere Hoffnungen zu Grabe.

Silvio Blatter, Schweizer Schriftsteller

Ein weiser Politiker sorgt dafür, dass die Bäuche der Menschen voll sind und ihre Köpfe leer.

Lao-tse, (4.-3. Jh. v. Chr.), Chin. Philosoph

Ein Politiker ist wie Quecksilber: wenn du einen Finger auf ihn legen willst, so findest du nichts darunter.

Austin O'Malley

Die besondere Fertigkeit des Politikers besteht darin, dass er weiß, welche Leidenschaften am leichtesten zu erregen sind, und wie sich, sobald sie erregt sind, verhindern lässt, dass sie ihm und seinen Anhängern schaden.

Bertrand Russel

Unsere Politiker sind wirklich unbestechlich: Sie nehmen nicht einmal Vernunft an.

Anonym

Politiker sind Leute, die vorgeben, einen Blinden zu beschenken und ihm dabei gleichzeitig den letzten Euro aus dem Hut stehlen.

Focus, 26/2006

Das Charakteristische des Politikers ist nicht, dass er für eine Partei agitiert, sondern dass er für jede agitieren könnte.

Karlheinz Deschner

Zu einem guten Politiker gehören

- die Haut eines Nilpferdes,
- das Gedächtnis eines Elefanten,
- die Geduld eines Bibers,
- das Herz eines Löwen,
- der Magen des Vogel Strauß und
- der Humor einer Krähe.

Diese Eigenschaften sind allerdings noch nichts wert ohne die Sturheit eines Maulesels.

Winston Churchill

In der Politik geht es fast immer ums Geld. Der Politiker lässt sich geradezu definieren als ein Mensch, der politische Sachzwänge mit anderer Leute Geld zu lösen versucht.

Lothar Schmidt

Eine Umfrage unter Politikern hat ergeben: Für viel Geld würde ein Abgeordneter heutzutage alles tun. Notfalls sogar nichts.

Wolfgang Mocker

Politiker sparen, indem sie den Gürtel der Bürger enger schnallen.

Lothar Schmidt

Politiker sind nicht an Weisungen gebunden, höchstens an Überweisungen.

Anonym

Der Werteverfall ist heutzutage wirklich erschreckend weit fortgeschritten. Nicht einmal auf geschmierte Politiker kann man sich noch verlassen.

Freie Presse, 5.8.2005

Es gibt Spielregeln, und es gibt Leute, die sich an die Spielregeln halten. Letztere nennt man Verlierer.

Werner Mitsch

Gegen Politiker keinen Argwohn bitte. Sie spielen ihre gezinkten Karten doch offen aus.

Heinrich Wiesner

Mit Geld kann man sich alles kaufen, sogar Moral; gerade Moral.

Kurt Tucholsky

Manche Politiker sind besonders moralisch – sie haben sogar eine doppelte Moral.

Alberto Sordi

Gauner muss man Gauner nennen.

Ulrich Wickert

Sein Gewissen war rein. Er benutzte es nie.

Stanislaw Jerzy Lec

Wenn Politiker über Moral reden, wird es meistens gefährlich. Bei Ronald Pofalla, der singenden Säge der CDU, ... wird es lustig.

Anonym

Traurige Zeiten stehen ins Haus: Die Politiker lächeln zu viel.

Zarko Petan, Slowenischer Satiriker

Viele Politiker verwechseln Zweisprachigkeit mit Doppelzüngigkeit.

Wolfgang Eschker

Man sollte die Meinung wechseln wie das Hemd. Das ist eine Frage der Sauberkeit.

Jules Renard

Ich mag Schweine sehr. Hunde schauen zu uns auf. Katzen schauen auf uns herab. Schweine behandeln uns wie ihresgleichen.

Winston Churchill

Es gibt welche, die für die Politik leben und solche, die von ihr leben.

Max Weber, (1864-1920), Nationalökonom und Soziologe

Mein Prinzip war immer, kein Prinzip zu haben.

Charles de Talleyrand

Ich kenne Politiker, welche die Gürtellinie auf Kniescheibenhöhe reduziert haben.

Peter von Oertzen

Ein guter Politiker ist genauso unvorstellbar wie ein ehrlicher Einbrecher.

H. L. Mencken

Neunzig Prozent der Politiker bringen die übrigen zehn Prozent in Verruf.

Henry Kissinger

Auf der permanent fortgeführten Berufsprestige-Skala sinken die Politiker seit Jahren. 1972 wurden sie noch von 27 Prozent der Bevölkerung hoch geschätzt, 1991 immerhin noch von 14. Die sechs Prozent – vor dem Wortbruch der SPD erhoben – sind der bisherige Tiefpunkt.

Helmut Markwort

Es gehört zu den Merkmalen eines Politikers, sich grundsätzlich an nichts erinnern zu können.

Eberhard von Brauchitsch

Denn Politiker betrachten geistige Kehrtwendungen gewöhnlich als Teil ihres Jobs und stören sich nicht an ihrem Geschwätz von gestern.

Hubert Kemper

Das richtige Gedächtnis für einen Politiker ist eines, das ihm sagt, woran er sich erinnern muss und was er zu vergessen hat.

John Morley

Politiker-Einmaleins:
Wie versprochen,
so gebrochen.

Eric Wolf

Erstaunlich viele Politiker suchen den besten Kopf ihres Landes vor dem Spiegel.

Saul Steinberg

Manchmal kostet es den Kopf, wenn man sein Gesicht wahren will.

Wolfgang Eschker

Eierköpfe sind in der Politik nicht sehr beliebt. Sie rollen so schlecht.

Werner Schneyder

Mancher Politiker hat keinen schlimmeren Feind als sich selbst.

John B. Priestley

Wenn ich etwas in der Politik verabscheue, dann den Typ des Aals, der sich vor lauter Geschmeidigkeit am liebsten selbst in sein Hinterteil beißen würde.

Margaret Thatcher

Politiker sollten nicht schlank sein. Schlanke Leute in führenden Stellungen erwecken kein Vertrauen. Außerdem schafft Schlankheit ein gefährliches Gefühl der Überlegenheit den Dicken gegenüber.

Norman Mailer

Bei uns ist ein Berufspolitiker im allgemeinen weder ein Fachmann noch ein Dilettant, sondern ein Generalist mit Spezialwissen, wie man politische Gegner bekämpft.

Ulrich Wickert

„Pack schlägt sich, Pack verträgt sich", wird das Publikum sagen, und an dieser Verachtung sind die Politiker selber schuld, die sich gegenseitig Ehre und Anstand abschneiden.

Helmut Markwort

Im Konkurrenzkampf um gute Posten entfallen auf Parteilose gewöhnlich Nieten.

Lothar Schmidt

Ein Politiker teilt die Menschheit in zwei Klassen ein: Werkzeuge und Feinde.

Friedrich Nietzsche

Es macht sich bezahlt, seine Feinde gut zu kennen – nicht zuletzt deshalb, weil man irgendwann einmal Gelegenheit haben könnte, sie sich zu Freunden zu machen.

Margaret Thatcher

Mit Politikern setzt man sich nicht zusammen.
Mit Politikern setzt man sich auseinander.

Dieter Hildebrandt

Die Erfolge großer Politiker gehen nicht darauf zurück, dass sie die Politik, sondern dass sie die Menschen kennen.

Alexander Lernet-Holenia

Es ist ein Vorrecht von Politikern, stolz auf Dinge zu sein, wo die eigene Leistung bei null liegt.

Gregor Gysi

Belgier dürfen ihre Politiker öffentlich als „Faulpelze" titulieren, entschied ein Strafgericht im deutschsprachigen Gebiet Belgiens. Es habe keine Beleidigung oder Verleumdung des Angeklagten stattgefunden.

Neues Deutschland, 21.12.2005

Die Politiker sind arme Teufel. Was ist der Zeithorizont eines Politikers? Zwei Jahre bis zur nächsten Wahl. Weiter kann und darf er nicht denken. In gewisser Weise sind diese Menschen zu bedauern. Sie tragen eine Zwangsjacke. Was für ein schrecklicher Job, was für schreckliche Sitzungen, was für ein erbärmlicher Tagesablauf.

Hans Magnus Enzensberger

Manche Politiker sind wie Akkordeons: Zuerst machen sie viel Wind, dann aber fügen sie sich dem Druck.

Wolfgang Gruner

Der Homo politicus, gleich welcher Partei, kennt weder Vernunft noch Logik; denn er knickt ein gegen den geringsten Widerstand irgendwelcher Lobbyisten.
Dabei wäre das Ganze so einfach: Ignoriert die Lobbyisten.

Der Spiegel, 28/2006

Ungelöste Probleme sind die Evergreens der Politiker.

David Frost

Frustrierte Politiker erkennt man daran, dass sie brüten, bevor das Ei gelegt ist.

Gino Cervi

Es ist schon eine Sauerei, wie schamlos mit dem trickreichen Abgreifen von Sozialleistungen geprahlt wird. Wir hängen Diätenerhöhungen und Altersversorgung ja auch nicht an die große Glocke.

Kurt Beck im Stern 25/2006
in den Mund geschoben

Wer Merkel, Beck und Stoiber früh um Fünf erlebt hat, der reibt sich verwundert die Augen: Ja, geht denn so was ohne gepanschtes Eigenblut? Unglaublich...

Harald Schmidt

Man hat gelegentlich den Eindruck, dass da bei Herrn Stoiber, bei Herrn Teufel und Herrn Koch die rechte Hirnhälfte nicht weiß, was die linke so phantasiert. Vielleicht ist es auch ehrenrührig, eine linke Gehirnhälfte zu unterstellen.

Jürgen Trettin, Grüner Ex-Bundesumweltminister

Laut Hippokrates, Aph. 32.6, neigen Stotterer stets zum Durchfall. Ich wollte, es stünde im Vermögen der Ärzte, den Wortreichtum so mancher Leute in die inneren Teile zu befördern.

Jonathan Swift

Politiker benutzen die Statistik wie ein Betrunkener den Laternenpfahl: nicht um die Sache zu beleuchten, sondern um sich daran festzuhalten.

Gerd Bosbach

Es gibt Politiker, die meinen, von nichts etwas verstehen zu müssen, weil man nur so unbefangen über alles mögliche reden kann.

Lothar Späth

Der Ärger mit den Politikern ist, dass ihre Wirkungen weiter reichen als ihre Einsicht. – Der Ärger mit den Intellektuellen ist, dass ihre Einsicht weiter reicht als ihre Wirkungen.

Helmar Nahr

Die Wissenschaftler bemühen sich, das Unmögliche möglich zu machen. Die Politiker bemühen sich oft, das Mögliche unmöglich zu machen.

Bertrand Russel

Am Tage der Vernunft waren unsere Politiker wieder einmal außer Landes.

Werner Mitsch

Er weiß nichts und glaubt alles zu wissen. Das weist deutlich auf eine politische Karriere hin.

George Bernhard Shaw

Komischerweise sind gerade die Leute, die überhaupt nicht an sich zweifeln, meist besonders untalentiert.

Harpe Kerkeling

Hohle Fässer klingen am lautesten.

Sudanesisches Sprichwort

Wer in einem gewissen Alter nicht merkt, dass er hauptsächlich von Idioten umgeben ist, merkt es aus einem gewissen Grund nicht.

Curt Goetz, (1888-1960), Schauspieler

Vorsicht! Politiker X tut bloß so, als ob er sich dumm stellt. Er ist dumm.

Wolfgang Mocker

Die Verknüpfung von Gender-Mainstreaming mit anderen Modernisierungsmaßnahmen soll auch die Nachhaltigkeit der Implementierung von Gender-Mainstreaming sichern.

Bärbel Höhn, Grüne Ex-Umweltministerin von NRW, 2004
Kommentar des CDU-Landes- und Fraktionschefs
Jürgen Rüttgers: Dumm-Deutsch in reinster Form.

Manche Politiker sterben auf Barrikaden, auf denen sie gar nicht gestanden haben.

Francois Mitterand, (1916-1996), Frz. Politiker

Politiker werden nach ihrer Standfestigkeit beurteilt; leider beharren sie deshalb auf ihren Irrtümern.

Oscar Wilde

Ohne Scheuklappen ist Kurshalten schwierig.

Eric Wolf

Politiker irren sich genau so oft wie ganz normale Menschen. Der einzige Unterschied: Sie tun es im Namen des Volkes.

Wolfgang Mocker

Auch ein anständiger Mensch kann, vorausgesetzt, dass es nie herauskommt, sich heutzutage einen geachteten Namen schaffen.

Karl Kraus

Wenn man Kinder hat, aber auch arbeiten gehen will, dann sollte man sich auch hohe Ziele stecken können, etwa, Ministerin zu werden. Oder Bundeskanzlerin.

Ursula von der Leyen, CDU, Bundesfamilienministerin

Die Zugehörigkeit zur politischen Clique ist heute für den politischen Aufstieg Grundvoraussetzung.

Ulrich Wickert

Er war bereit, für jede Idee zu fallen. So ist er aufgestiegen.

Milan Todorov

Bestimmte Menschen müssen nach oben, weil sie unten Unheil stiften.

Dieter Hildebrandt

Wer nach oben kommen will, stellt sich gern auf die Zehen anderer.

Lothar Schmidt

Die Räder der Karriere werden am besten mit dem Fett der Schmeichelei geschmiert.

Sigmund Graff

Karriere: Beförderung bis zur absoluten Inkompetenz.

Cyril Northcote Parkinson

Wenn man eine Sau sattelt, wird noch lange kein Reitpferd daraus.

Scherzhaftes Sprichwort

Verkommenheit: Etappe auf dem Weg des sozialen und moralischen Fortschrittes vom Privatmann zum Spitzenpolitiker.

Ambrose Bierce

Wenn die Karriere schwindelnde Höhen erreicht hat, ist der Schwindel meist nicht mehr nachzuweisen.

Werner Schneyder

Ein Mann mit Urteilskraft mag bis zur Spitze aufsteigen, aber er wird sich dort nicht sehr lange halten.

Clement Richard Earl Attlee, (1883-1967), Brit. Politiker

Angeschlagene Politiker sind wie angeschlagene Boxer: doppelt gefährlich.

Edward Heath

Maximale Lebenserwartung hat ein Politiker, wenn er sich aggressiv in der Politik und defensiv im Straßenverkehr verhält.

Franz Josef Strauß, (1915-1988), Politiker

Es lohnt sich beim gesellschaftlichen Aufstieg freundlich zu den Mitmenschen zu sein, denn man begegnet ihnen später beim Abstieg wieder.

Richard Nixon

Zur hohen Kunst der Politik gehört auch das Bohren dicker Bretter. Das Gespür für den richtigen Zeitpunkt zum Abtreten aber ist das Sahnehäubchen auf ein erfülltes Politikerleben.

Ralf Müller

Ratten verlassen das sinkende Schiff, Politiker halten den Daumen aufs Leck.

Eric Wolf

Mancher scheidende Politiker hinterlässt eine Lücke, die ihn voll ausfüllt.

Henri Tisot

Wenn ein Politiker stirbt, kommen viele nur deshalb zur Beerdigung, um zu sehen, dass man ihn wirklich begräbt.

Georges Clemenceau

Im übrigen weiß ich als Politiker genau, dass ich erst bei meiner Grabrede erfahren werde, wie gut ich gewesen bin, dass ich auch bei jedem Wahlkampf höre, wie schlecht ich bin.

Franz Josef Strauß

Wir sollten, wie in Urzeiten, den Politikern die Waffen mit ins Grab geben.

Nikolaus Cybinski

Die größte Spekulation der Welt wäre es, einen Politiker zu dem Wert einzukaufen, den er hat, und ihn zu dem Wert zu verkaufen, den er sich selbst einräumt.

André Kostolany, (1906-1999), Amerikan. Finanzexperte

Was dieses Land braucht, sind mehr arbeitslose Politiker.

Edward Langley

Wie wäre es, alle Politiker
in einen zoologischen Garten
zu stecken und aus dem Ein-
trittsgeld die Welt zu sanieren.

Anonym

Statt eines Nachwortes

Nichts ist schwerer und nichts erfordert mehr Charakter, als sich in offenem Gegensatz zu seiner Zeit zu befinden und laut zu sagen: Nein!

Kurt Tucholsky

Wenn du merkst, dass du ein totes Pferd reitest, steig ab.

Dakota-Indianerweisheit

Dinge zu bezweifeln, die ganz ohne Untersuchung jetzt geglaubt werden, ist die Hauptsache überall.

Georg Christoph Lichtenberg

Wer A sagt, der muss nicht B sagen. Er kann auch erkennen, dass A falsch war.

Bertolt Brecht

Keine Zukunft vermag gut zu machen, was du in der Gegenwart versäumst.

Albert Schweitzer

Für verlorene Gelegenheiten in der Politik gibt es kein Fundbüro.

Paul-Henri Spaak, (1899-1972), Belg. Politiker

Nie dürft ihr so tief sinken, von dem Kakao, durch den man euch zieht, auch noch zu trinken.

Erich Kästner

Neujahrsgebet aus der „Bergischen Volkszeitung" 1864/1865

Herr, setze dem Überfluss
Grenzen und lass Grenzen
überflüssig werden.

Gib den Regierungen ein
besseres Deutsch und den
Deutschen bessere Regierungen.

Schenke unseren Freunden
mehr Wahrheit und der
Wahrheit mehr Freunde.

Besser solche Beamte, die
wohl tätig, aber nicht
wohltätig sind, und lass die,
die rechtschaffen sind,
auch Recht schaffen.

Sorge dafür, dass wir alle
in den Himmel kommen, aber
noch nicht gleich; Amen!

Anhang: Politiker-Weisheiten und -Geistesblitze

Der Edmund sauft net, fresst net, und er vögelt net.

Franz Josef Strauß über Edmund Stoiber

Lieber eine dicke Akte als eine schlanke Nackte.

Günther Beckstein über seinen Parteifreund
Edmund Stoiber im Jan. 2007

Kohl hat gesagt, ich sei ein Leuchtturm.

Edmund Stoiber, CSU, Politiker

Ich mache nicht nur leere Versprechungen, ich halte mich auch daran.

Edmund Stoiber

Wir werden älter, wir werden weniger.
Die Jungen werden weniger, die Alten werden mehr.

Edmund Stoiber

Wenn zweimal nacheinander dieselben Lottozahlen kommen, dann ist Stoiber der Erste, der dazu eine Stellungnahme aus bayerischer Sicht abgibt.

Witzelte man in der CDU

Wer für alles offen ist, ist nicht ganz dicht.

Edmund Stoiber

Dank Edmund Stoiber wissen wir jetzt endlich Bescheid: Alle Menschen außerhalb Bayerns sind Deppen. Die klugen Bevölkerungsteile leben natürlich im Land der Lederhosen und Weißwürste.

Jochen Dieckmann, Ex-SPD-Chef von NRW

Eines der wichtigsten Ereignisse der letzten Jahre war der Besuch des bayerischen Papstes aus Deutschland in Bayern.

Edmund Stoiber

Dass Politik eine geistige Führungsaufgabe hat, den Satz unterschreibe ich nicht.

Edmund Stoiber

Ich glaube, dass in dieser Republik noch nie soviel gequatscht und so wenig entschieden worden ist.

Edmund Stoiber

Wenn ich sehe, wie sich Deutschland entwickelt, bedauere ich zutiefst, nicht selbst deutscher Bundeskanzler zu sein.

Edmund Stoiber

Mit SPD und Grünen geht das hinten und vorne nicht. Mit CDU und CSU geht das hinten und vorne, in jeder Beziehung.

Edmund Stoiber

Ich garantiere ihnen, wenn wir die Regierung übernehmen, werden wir die Unumkehrbarkeit wieder umkehren.

Edmund Stoiber

Eine Volkspartei muss sich zunächst nach der Bevölkerung ausrichten und nach der Masse der Bevölkerung. Und wer Stammtische diffamiert, der diffamiert die Bevölkerung.

Edmund Stoiber

Frau Künast kann was dafür, dass sie von einer Kuh soviel versteht wie Muh.

Edmund Stoiber

Stoiber kennt den Begriff Krippe nur im Zusammenhang mit Weihnachten.

Franz Müntefering

Wenn man schon so lange mit einem Politiker lebt, ist man einiges gewohnt.

Karin Stoiber

Man muss ja als Bundeskanzler nicht alles wissen, aber völlig doof darf man auch nicht sein.

Helmut Kohl, CDU, Politiker

Das Problem der Tretminen lässt sich nur Schritt für Schritt lösen.

Helmut Kohl

Die Wirklichkeit ist leider anders als die Realität.

Dr. Helmut Kohl

Entscheidend ist, was hinten rauskommt.

Helmut Kohl

Die Jahrhundertüberschwemmung an der Oder war für die Menschen im Osten unseres Vaterlandes die größte Katastrophe nach der Vereinigung Deutschlands.

Helmut Kohl

Was die weibliche Kandidatin anbelangt, kann ich nur das wiederholen, was ich schon oft in Bezug auf mich gesagt habe: Frauen sind auch Menschen.

Angela Merkel

Kein anderes Land kann so dichte und schöne Fenster bauen.

Angela Merkel

Vor lauter Globalisierung und Computerisierung dürfen die schönen Dinge des Lebens wie Kartoffeln oder Eintopf kochen nicht zu kurz kommen. Solche jahrhundertealten Fähigkeiten dürfen nicht verloren gehen.

Angela Merkel zu hessischen Landfrauen

Ich weiß, dass sich die Welt um uns herum weiter bewegen wird.

Angela Merkel

Nach 17 Jahren in der Politik kann man mit mir überhaupt nichts mehr anfangen.

Angela Merkel

Ideologie ist meist Idiotie.

Roman Herzog, Alt-Bundespräsident

Ein Parteiprogramm ist etwas, wo man haben muss, damit keiner sagen kann, man hätte keines.

Roman Herzog

Die ganze Gesellschaft leidet an eingeschlafenen Füßen, die allerdings bis ans Gehirn reichen.

Roman Herzog

Politiker werden ja immer größer, je töter sie sind.

Roman Herzog

Es gibt auch ein Grundrecht auf Dummheit.

Roman Herzog

Wenn es nach den Grünen gegangen wäre, bestünde das Handy immer noch aus zwei mit einer Kordel verbundenen Joghurtbechern.

Guido Westerwelle

Meine Lebenserfahrung lehrt mich, dass Klugheit und Dummheit in Deutschland flächendeckend gleichmäßig verteilt sind.

Guido Westerwelle

Es ist unfair, Regierungsparteien an ihren Wahlversprechungen zu messen.

Franz Müntefering

Es kann nicht sein, dass ich im Kabinett der Opa bin, der von woanders an der langen Leine geführt wird.

Franz Müntefering

Vorbild darf man sein, aber nicht blöd.

Franz Müntefering

Wenn Franz Müntefering jetzt die Globalisierung entdeckt, dann ist das so, als würde man plötzlich feststellen: Die Erdanziehung gibt's tatsächlich.

Dieter Althaus, Ministerpräsident Thüringens

Quellen

Jule Philippi: Wer für alles offen ist, ist nicht ganz dicht, Rowohlt Taschenbuchverlag, Reinbeck bei Hamburg 2007

Karl Kraus: Ich bin der Vogel, den sein Nest beschmutzt, Matrix Verlag GmbH, Wiesbaden 2007

Knauers großer Zitatenschatz, Area Verlag GmbH, Erftstadt 2003

Ernst Günter Tange: Der boshafte Zitatenschatz, Eichborn Verlag AG, Frankfurt am Main 2001

Markus M. Ronner: Der treffende Geistesblitz, Ott Verlag, Thun/Schweiz 1990

Gerhard Hellwig (Hrsg): Zitate und Sprichwörter von A-Z, Mosaik Verlag GmbH, München 1980

Lothar Schmidt (Hrsg): Zitatenschatz für Führungskräfte, Wirtschaftsverlag Ueberreuter, Wien 1999

Marco Fechner (Hrsg): Die besten Zitate der Welt, Matrix Verlag GmbH, Wiesbaden 2006

Johannes Thiele (Hrsg): Die besten Definitionen der Welt, Matrix Verlag GmbH, Wiesbaden 2005

Tania Schlie u.a. (Hrsg): Die allerschönsten Geistesblitze, Ullstein Buchverlag GmbH, Berlin 2005

Der große Zitatenschatz, Verlagsgruppe Weltbild GmbH, Augsburg 2007

Ernst Günter Tange (Hrsg): Zitatenschatz zur Politik, Eichborn Verlag AG, Frankfurt am Main 2000

Norman George (Hrsg): Die perfekten englischen Zitate, Matrix Verlag GmbH, Wiesbaden 2007

Klages Tagesspruchkalender, Klages Kalender AG, Weyarn

Werner Mitsch: Hin- und Widersprüche, Rosenheimer Verlagshaus GmbH und Co. KG, Rosenheim 2001

Kurt Tucholsky: Dürfen darf man alles, Deutscher Taschenbuchverlag GmbH und Co. KG, München 2006

Peter Albrecht (Hrsg): Zitate und Sprichwörter, EDITION XXL GmbH, Fränkisch-Crumbach 2004

Geflügelte Worte ISBN 3-937205-39-X

Klaus Klages: Das Schlimmste für den Humor ist der Ernstfall, Klages Kalender AG, Weyarn 2003

Ernst Günter Tange (Hrsg): Zitatenschatz für Manager, Eichborn Verlag AG, Frankfurt am Main 1997

Ernst Günter Tange (Hrsg): Zitatenschatz für Juristen, Eichborn Verlag AG, Frankfurt am Main 1997

Ernst Günter Tange (Hrsg): Zitatenschatz für Aktionäre, Eichborn Verlag AG, Frankfurt am Main 2000

Eberhard Puntsch (Hrsg): Zitatenhandbuch, Universitas Verlag in der F.A. Herbig Verlagsbuchhandlung GmbH, München 2003

Daniel E.M. Mandelbaum: Täuschungswörter und –begriffe, Silex Verlag GmbH, München 1998

Zitate und Sinnsprüche, Area Verlag GmbH, Erftstadt 2005

Dietmar Bittrich (Hrsg): Wie man sich und anderen das Leben schwer macht, Deutscher Taschenbuchverlag GmbH und Co. KG, München 2006

Christa Pöppelmann: Wer sagte was?, Compakt Verlag, München 2007

Zeitungen und Zeitschriften (Eulenspiegel, Focus, Der Spiegel, Stern, u.a.)